L'HÉMISECTION UTÉRINE

DANS

L'HYSTÉRECTOMIE ABDOMINALE

PROCÉDÉ DE J.-L. FAURE

PAR

Le Dr E. PÉTRON

ANCIEN INTERNE DES HOPITAUX DE PARIS

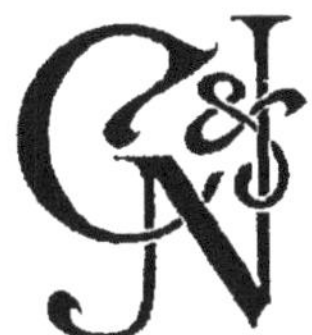

PARIS

GEORGES CARRÉ ET C. NAUD, ÉDITEURS

3, RUE RACINE, 3

—

1900

L'HÉMISECTION UTÉRINE

DANS

L'HYSTÉRECTOMIE ABDOMINALE

PROCÉDÉ DE J.-L. FAURE

PAR

Le Dr E. PÉTRON

ANCIEN INTERNE DES HOPITAUX DE PARIS

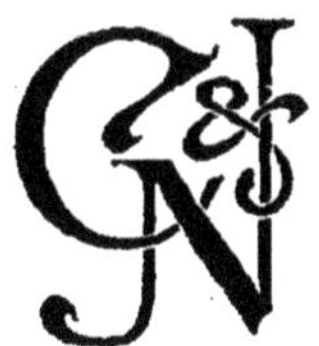

PARIS

GEORGES CARRÉ ET C. NAUD, ÉDITEURS

3, RUE RACINE, 3

—

1900

A MES PARENTS

INTRODUCTION

Le procédé opératoire dont il est question dans cette
thèse n'a pas une histoire très longue : il a été imaginé et
décrit, il y a trois ans, par notre maître J.-L. Faure.
Depuis lors, bien qu'il ait été appliqué tant par son auteur que par d'autres, on ne trouve, dans la littérature
médicale, que peu d'indications à son sujet.

Ce n'est pas cependant qu'il n'ait été accueilli avec
faveur par les chirurgiens ; nous n'en voulons pour preuve
que les récentes communications faites au dernier Congrès
de chirurgie français.

M. Ricard (1), dans son rapport sur l'hystérectomie,
déclare qu'il trouve ce procédé parfait, quand il s'agit de
lésions annexielles.

D'après M. Quénu, les indications en seraient plus
restreintes et résideraient surtout dans les cas extrêmement compliqués ou l'hémisection apparaît comme un
excellent moyen de finir une opération presque impraticable. « Lorsque, dit-il, l'extrême ancienneté des lésions

____

(1) *Congrès de chirurgie français,* 1899.

suppurées ne permet plus de reconnaître les annexes ni
de les décortiquer, ce qui est exceptionnel du reste, nous
avons la ressource d'établir un drainage central, à la fois
abdominal et vaginal, en évidant le centre de la gangue
pelvienne par une hystérectomie abdominale totale. Le
procédé de section médiane s'applique particulièrement
à ce cas » (1).

La communication de M. Villar est des plus flatteuses :
« Il y a aujourd'hui un procédé meilleur, c'est celui de
mon ami Faure, qui, pratiquant la section médiane de
l'utérus de haut en bas, après avoir détaché la vessie,
arrive dans le vagin, détache de chaque côté les inser-
tions vaginales tenant à chaque moitié de l'utérus et re-
lève de bas en haut chaque tranche avec la poche purulente correspondante. J'ai, cette année même, mis en
pratique le procédé de Faure et je dois reconnaître
qu'il est extrêmement séduisant (2). »

Une thèse a été faite, à Bordeaux, sous l'inspiration
de M. Villar, sur l'hystérectomie comme premier temps
de l'extirpation des poches salpingiennes. Une très large
place y est faite au procédé de J.-L. Faure, et on y trouve
trois observations très concluantes (3).

L'impression générale est que ce procédé convient
admirablement aux cas laborieux, et qu'il tire l'opérateur
d'embarras quand il est aux prises avec des difficultés
insurmontables. Il nous semble que si ce procédé est

-----

(1) *Congrès de chirurgie français*, 1899.
(2) *Congrès de chirurgie français*, 1899.
(3) *Thèse* de Chapeyron. Bordeaux, 1898.

bon dans les cas difficiles, il doit être excellent dans les cas simples et qu'il y a tout avantage à en généraliser l'emploi.

Aussi bien, il est actuellement permis de le juger d'après un certain nombre de résultats. C'est ce que nous nous proposons de faire en publiant la statistique intégrale de M. Faure.

Nous pensons qu'il est préférable, pour éviter d'inutiles répétitions, de faire suivre chacun de nos chapitres des observations qui s'y rapportent et de l'appréciation des résultats obtenus dans nos observations.

Qu'il nous soit permis, avant tout, d'adresser à nos maîtres dans les hôpitaux l'expression de notre gratitude.

A l'école de M. le Pr DIEULAFOY, nous avons puisé le meilleur de notre instruction médicale, nous n'oublierons jamais avec quelle bienveillance, il a assisté à nos débuts. Depuis, nous avons toujours suivi avec le plus grand intérêt, l'enseignement qu'il donne avec tant d'autorité; et plus tard, ce sera pour nous, en même temps qu'une joie, un encouragement de retrouver dans ses livres les échos de sa voix.

M. RECLUS nous a donné plus qu'une instruction chirurgicale solide; il sait combien le souvenir de l'année passée auprès de lui nous est cher. Nous considérerons toujours comme un devoir de rester digne de son amitié.

Nous adressons à M. DELBET l'hommage de notre reconnaissance; nous ne saurions trop apprécier le bonheur d'avoir été à son école, et l'appui qu'il nous a prêté à une heure décisive de notre carrière.

En nous admettant dans son service, M. Kirmisson nous a permis d'apprendre la chirurgie infantile ; il nous sera facile d'apprécier dans la pratique la valeur de son enseignement.

Par l'initiative qu'il nous a laissée dans son service et par ses brillantes leçons, M. Cuffer nous a permis de nous familiariser avec les difficultés de la médecine.

Des circonstances malheureuses nous ont empêché d'être l'interne de M. Moxod ; mais, il nous a suffi de le connaître pour apprécier son grand cœur et regretter d'autant plus de n'avoir pu remplir auprès de lui les fonctions qu'il avait eu la bonté de nous accorder.

Notre thèse est aussi la thèse de M. Faure qui est pour nous un maître et un ami. Il nous a donné l'exemple de belles qualités chirurgicales unies au plus scrupuleux souci de l'intérêt des malades ; nous n'avons pas moins apprécié la cordialité de ses relations.

Que M. le Pr Tillaux nous permette de le remercier de l'honneur qu'il nous a fait en acceptant de présider notre thèse.

INDICATIONS

C'est dans l'hystérectomie abdominale pour suppura
tions des annexes que l'hémisection utérine trouve ses
indications principales, non seulement à cause de la fré-
quence extrême des salpingo-ovarites, mais encore parce
que cette affection si commune réunit toutes les condi
tions qui rendent si facile l'exécution de ce procédé.

Il faut en effet pour mettre en œuvre ce procédé avec
tous ses avantages, ne l'employer que dans les cas où le
volume de l'utérus est à peu près normal. Et, c'est précisément dans les affections inflammatoires des annexes,
que cette condition se trouve le plus communément remplie. Mais en outre, dans les suppurations annexielles,
l'hémisection utérine présente un certain nombre d'avantages capitaux, sur lesquels nous aurons à revenir, et qui
suffisent à nos yeux pour en faire le procédé de choix.

Dans le cancer utérin, le volume à peu près normal
de l'utérus permet également d'avoir recours à ce procédé. Cependant, bien qu'il soit également, à notre avis,
supérieur aux autres procédés d'hystérectomie, ses avantages sont moins évidents que dans les annexites.

Dans les fibromes, l'hémisection doit être rejetée. C'est
en effet courir au-devant des difficultés que de se lancer

dans la section d'un utérus volumineux qui saigne abondamment, et dont il est souvent difficile de reconnaître la cavité. La plupart des autres procédés d'extirpation de l'utérus, en un seul bloc, sont infiniment supérieurs au procédé qui nous occupe et qui ne saurait être recommandé qu'à titre exceptionnel, et dans des circonstances analogues à celles où M. Faure lui-même a eu l'occasion de l'employer.

Il est enfin d'autres circonstances, exceptionnelles également, dans lesquelles la section médiane de l'utérus peut rendre les plus grands services. Il en est ainsi dans certaines tumeurs du ligament large adhérentes à l'utérus, et qui nécessitent le sacrifice de cet organe qu'on n'en peut séparer. Nous avons eu l'occasion de le voir employer dans ces conditions.

Enfin, dans quelques cas, lorsque, pour une raison quelconque, le sacrifice d'un utérus de volume à peu près normal est rendu nécessaire, au cours de certaines laparotomies, l'hémisection permettra de le mener à bien avec la plus grande facilité. C'est ainsi que M. Faure a été conduit à l'employer, dans une laparotomie, pour des accidents de péritonite consécutifs à une perforation utérine, et dans un cas très compliqué de kystes hydatiques du péritoine, qui rendit l'hystérectomie nécessaire, afin de drainer largement le petit bassin.

On trouvera plus loin ces diverses observations.

Nous tenons avant tout, et pour n'y plus revenir, à répondre à la seule objection dont est passible l'hémisection utérine, et à laquelle d'ailleurs J.-L. Faure a répondu lui-même dès sa première communication.

L'ouverture de l'utérus, et d'un utérus souvent infecté, augmente les chances d'infection. Cela est certain. Mais rien n'est plus simple que de supprimer cet inconvénient, en stérilisant l'utérus au fer rouge.

Voici d'ailleurs ce que dit J.-L. Faure à ce sujet, et nous ne pensons pas qu'il y ait d'objections très sérieuses à lui faire (1).

« Ce procédé n'est passible que d'une seule objection, et on n'a pas manqué de la lui faire.

« L'ouverture de l'utérus, et d'un utérus souvent infecté, est une cause d'infection possible. Ce serait là, au dire de certains chirurgiens, un inconvénient très grave et qui suffirait à faire rejeter ce procédé.

« Je ne crois pas, pour ma part, qu'un léger degré d'infection soit bien à craindre dans le fond du petit bassin où on n'opère jamais en milieu aseptique, car ni le vagin, ni les mains, ni les trompes ne sont jamais parfaitement stériles, n'ayant été, que je sache, ni bouillis, ni passés à l'étuve. Je crois en outre que si l'ouverture de la cavité utérine peut parfois devenir une cause d'infection, elle évite très souvent cette infection que l'on redoute tant, en permettant, par les facilités qu'elle donne, d'enlever les trompes, sans les crever, comme il arrive trop souvent. Je ne veux pas discuter sur ce point où on ne peut faire que des hypothèses, et j'admets que la cavité utérine soit toujours infectée. Je prétends seulement qu'on peut très facilement supprimer les risques

---

(1) *Journal des Praticiens*, 13 janvier 1900.

qu'elle fait courir, en la stérilisant d'une manière absolue.

« Il suffit en effet de la toucher au thermocautère.

« Pour que cette cautérisation soit parfaite et qu'on ne puisse douter de son efficacité, jai prié M. Collin de me faire une lame de thermocautère longue de huit ou dix centimètres et épaisse de cinq ou six millimètres.

« Dès le début de l'hémisection, dès le premier coup de ciseaux qui coupe l'utérus sur une hauteur de 15 à 20 millimètres, j'ouvre à peine le fond de la cavité utérine. J'y introduis alors mon thermocautère que j'insinue dans les cornes utérines et que j'enfonce tout entier dans la cavité jusqu'au niveau du col, en frottant énergiquement et à plusieurs reprises sur toute sa hauteur la muqueuse utérine.

« La muqueuse est ainsi complètement détruite au fer rouge, sur toute son étendue, dans toute son épaisseur, et il est évident que la cavité utérine se trouve dès lors stérilisée et aussi aseptique que peut l'être un organe quelconque, plus stérile certainement que le vagin, les trompes et les mains de l'opérateur.

« Il me paraît donc certain qu'après qu'on lui a fait subir ce traitement énergique et qu'il faut faire de parti pris, elle ne saurait devenir une cause d'infection quelconque et que l'objection qu'on a pu de ce chef faire à mon procédé se trouve absolument détruite.

« Il est évident qu'à défaut de la pointe spéciale que j'ai fait faire, une lame ordinaire de thermocautère permet, bien qu'un peu moins commodément, de stériliser parfaitement la cavité utérine, mais je ne saurais trop sous ce rapport conseiller d'employer une lame longue analogue à celle que j'ai fait construire ».

D'ailleurs, en examinant les observations, nous ne pensons pas qu'il y ait un seul accident imputable à l'ouverture de la cavité utérine.

TECHNIQUE OPÉRATOIRE

Au point de vue de la technique opératoire, il n'y a rien à changer à la description parue il y a trois ans dans la *Presse médicale*. Nous nous contentons de la reproduire.

« Le chirurgien se place à gauche.

« La malade étant sur le plan incliné, le ventre maintenu largement ouvert par une grande valve sus-pubienne et les intestins bien protégés par des compresses, comme dans tous les procédés, on saisit le fond de l'utérus avec deux pinces solides qui mordent chacune un peu en dehors de la ligne médiane. On incise alors le péritoine sur la face antérieure de l'utérus, au-dessus du cul-de-sac vésico-utérin, et on repousse la vessie vers le bas, de façon à n'avoir plus à s'en occuper (fig. 1).

« Avec de forts ciseaux droits, *on sectionne alors l'utérus sur la ligne médiane, du fond vers le col.*

« Cette section, extrêmement simple, qui se fait sans hémorragie, si l'on se tient bien exactement au milieu, demande simplement, dans certains cas, un peu d'attention, afin que la branche postérieure des ciseaux ne

____

(1) *Presse médicale*, octobre 1897.

blesse pas les poches salpingiennes qui pourraient se trouver dans le cul-de-sac postérieur (fig. 2).

« En trois ou quatre coups de ciseaux, la section est complète. L'utérus est alors partagé en deux moitiés,

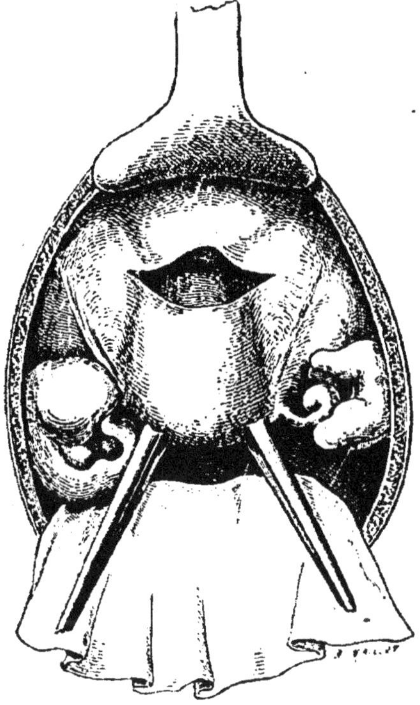

Fig. 1. — Le fond de l'utérus est saisi avec deux pinces. Le cul-de-sac péritonéal antérieur est ouvert et la vessie repoussée en bas.

et le vagin se trouve tout naturellement ouvert en avant et en arrière sur la ligne médiane. Les tranches utérines sont saisies de chaque côté par une nouvelle pince, deux au besoin (fig. 3).

« Une bonne pince est alors amarrée de chaque côté sur le col et l'on commence à extirper une des moitiés utérines avec les annexes qui lui sont fixées, en com-

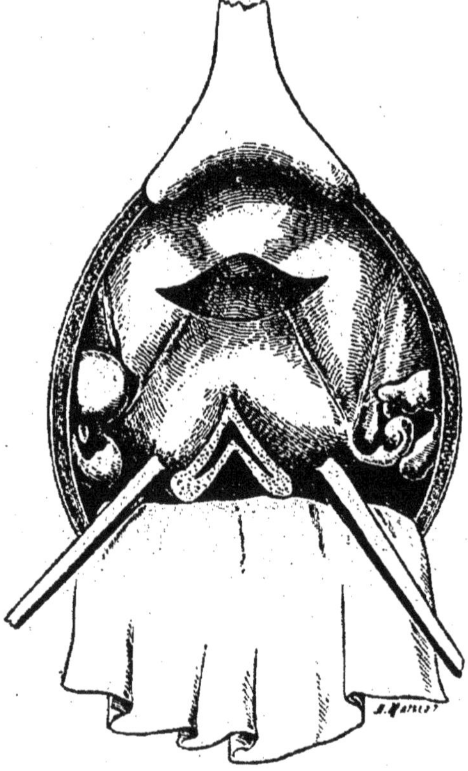

Fig. 2. — Le premier coup de ciseaux est donné. Le fond de l'utérus est divisé en deux moitiés par la section médiane.

mençant par le côté qui semblera le plus favorable. Quand on a le choix, je crois qu'il vaut mieux s'attaquer d'abord au côté droit.

« Le moignon cervical de ce côté étant fortement attiré
en haut, on sent une bride résistante qui limite son as-
cension. C'est la moitié droite de la paroi vaginale qui

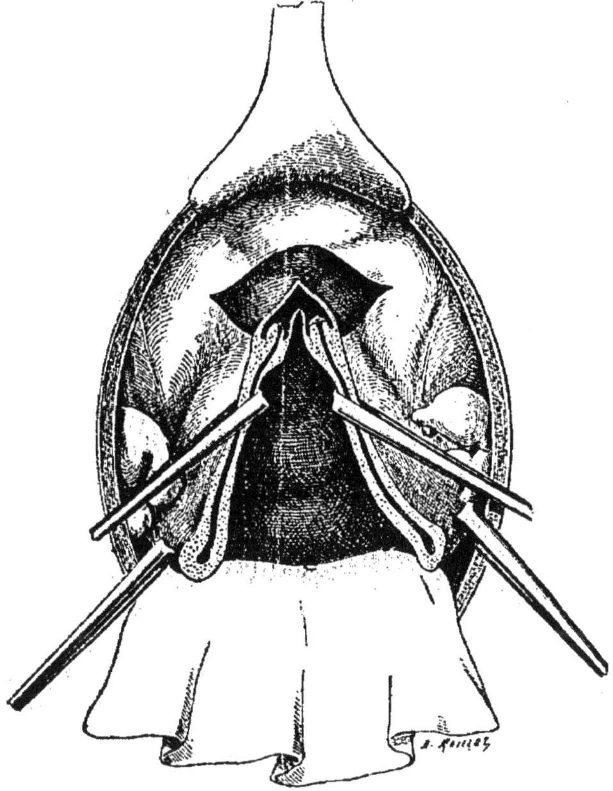

Fig. 3. — La section médiane est complète. Des pinces tiennent les tranches utérines.
Le col apparaît coupé en deux dans le vagin qui est ouvert. L'écartement des deux
moitiés utérines laisse voir, dans le fond, le rectum.

s'insère en ce point sur le col et le retient dans la pro-
fondeur. Un coup de ciseaux sur cette bride résistante,

PÉTRON.   2 au ras du col, et celui-ci se laisse immédiatement attirer vers le haut (fig. 4).

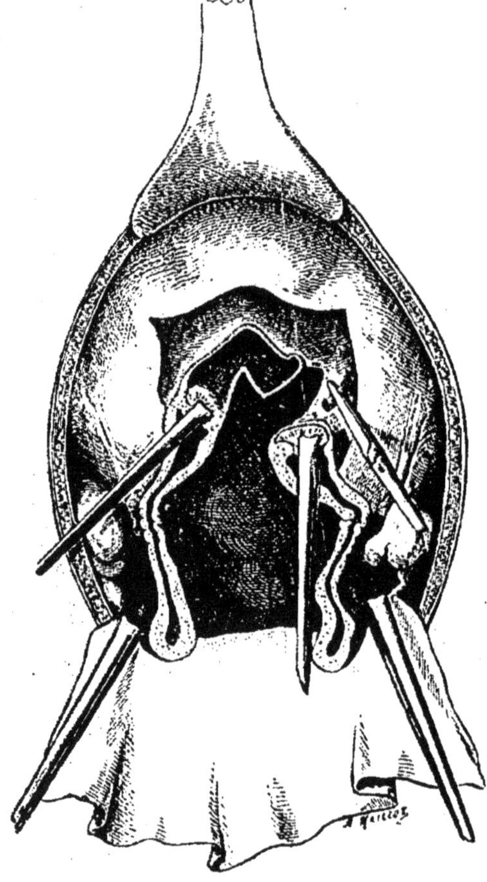

Fig. 4. — Les deux moignons cervicaux ont été saisis avec une pince. A droite, le col a été attiré en haut après section du vagin. L'artère utérine est sectionnée. L'utérus commence à se dérouler de bas en haut.

« A partir de ce moment, il n'y a plus d'obstacles, et la

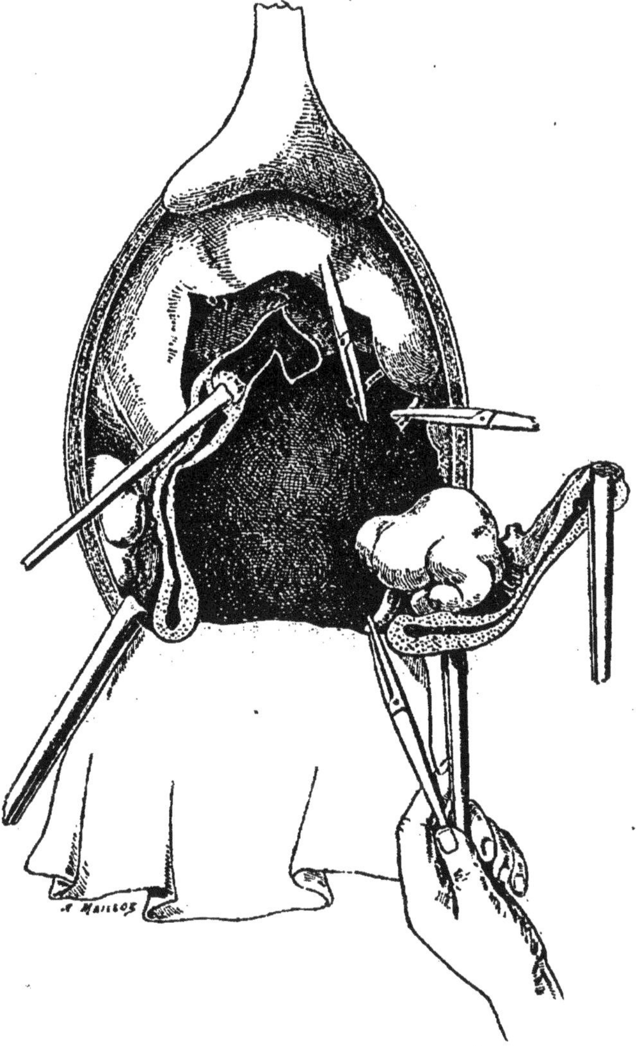

Fig. 5. — Après section du ligament rond, la moitié utérine et les annexes correspondantes sont complètement renversées. Le tout ne tient plus que par les vaisseaux
utéro-ovariens qu'une pince a déjà saisis.

moitié utérine à laquelle on s'est attaqué va se dérouler peu à peu en se retournant, en se décollant de la paroi pelvienne, et en entraînant avec elle les annexes.

« Il y a bien, tout près du col, l'artère utérine, mais rien n'est plus simple que de la couper, en la pinçant avant ou après sa section, suivant qu'on la verra bien ou mal. On ne risque rien. Il suffit de ne pas s'écarter du bord de l'utérus.

« L'insertion vaginale et l'artère utérine étant sectionnées, toutes les parties à enlever se décollent, se déroulent, je le répète, avec une facilité surprenante. Et si les annexes présentent quelques adhérences avec les parties voisnes, elles sont beaucoup plus faciles à séparer et à décortiquer, que lorsque l'on s'attaque directement à elles, parce qu'on les tourne pour ainsi dire et qu'on les attaque de bas en haut et de dedans en dehors, c'est-à-dire en des points où on peut emporter avec elles le feuillet péritonéal auquel elles adhèrent et où elles sont très faciles à mobiliser. Si quelques adhérences avec l'intestin restent encore, on les détruira avec les précautions ordinaires. En tous cas, on ne s'occupe d'elles qu'à la fin, lorsque leur mobilité rend les manœuvres plus faciles et plus innocentes. Dans ces conditions, la masse à enlever ne tient plus que par le ligament rond qu'on a pu parfois couper un peu plus tôt, et par le pédicule des vaisseaux utéro-ovariens, que l'on coupe directement ou après l'avoir étreint avec une pince ou simplement avec les doigts (fig. 5).

« L'opération étant terminée du côté droit, il ne reste

qu'à répéter du côté gauche une opération identique. Elle est non moins facile et non moins rapide.

« Lorsque l'utérus et ses annexes sont enlevés et les quelques vaisseaux liés au catgut, on termine l'opération, comme dans les procédés ordinaires, en suturant le péritoine et en fermant le vagin ou le laissant ouvert suivant les habitudes ou les préférences de chacun. Pour ma part, je le laisse ouvert. Un drainage vaginal avec un tube large et une longue mèche iodoformée complète l'opération.

« Le ventre est refermé comme à l'ordinaire. »

Telle est cette opération : elle est parfaitement réglée; dès que le ventre est ouvert, on reconnait le fond de l'utérus et on pénètre dans sa cavité, il n'y a plus qu'à suivre ce fil conducteur pour arriver inévitablement dans le vagin; au besoin, on introduit dans la lumière de l'utérus une sonde cannelée; une seule fois il a été impossible d'arriver jusqu'au vagin; l'utérus était déformé, coudé : force fut, en chemin, de s'arrêter au niveau de l'isthme, et l'opération se termina par une hystérectomie subtotale.

La désinsertion du vagin se fait sans aucune hésitation; on sait parfaitement où on est; on rase très exactement le col qu'on attire en haut; l'uretère ne court aucun risque, l'instrument est loin de lui à ce moment-là, grâce à la traction sur le col et à la désinsertion vaginale pratiquée au ras de l'utérus.

Presque toujours, l'opération de M. Faure se pratique sans qu'une hémorragie sérieuse gêne les manœuvres. La section utérine, pratiquée sur la ligne médiane, est à peu près exsangue ; de plus la désinsertion du vagin au ras du col, qui tient précisément à ce qu'on l'attaque par sa face muqueuse, fait qu'au lieu de couper l'utérine on ne sectionne que des petites branches de cette artère au point où elles pénètrent dans le tissu utérin. Encore les arrache-t-on bien souvent, de sorte qu'elles ne saignent pas, et qu'il est arrivé dans plusieurs cas de n'avoir pas d'hémostase à faire sur la tranche vaginale.

Il n'y a, en réalité, aucune difficulté tenant à l'hémi-section utérine. On pourrait presque dire que pour être sûr d'arriver dans le vagin, il suffit de trouver le fond de l'utérus et, de fait, nous avons vu M. Faure dans certains cas très compliqués, après avoir mis jusqu'à dix minutes pour trouver le fond de l'utérus perdu sous les anses intestinales agglomérées et adhérentes, une fois le fond de l'utérus reconnu, arriver dans le vagin en quelques secondes à peine. Il suffit en effet pour y arriver sûrement, facilement, sans risque de s'égarer ni de blesser aucun organe, de se guider sur la cavité utérine. Mais il faut absolument se guider sur elle et la suivre servile-ment, en introduisant au besoin une branche des ciseaux dans son intérieur, et en la reconnaissant, s'il le faut, avec la sonde cannelée. Si on ne s'en écarte pas, on ne pourra pas s'égarer et on arrivera toujours dans ! vagin, et même exactement au milieu du vagin, à égale distance des deux uretères, qu'on ne peut pas blesser dans cette partie de l'opération.

Dans certains cas, d'ailleurs rares, l'extrême adhérence des poches annexielles à l'utérus, et en particulier à sa face postérieure, peut gêner la section de l'organe, la branche postérieure des ciseaux ne pouvant s'insinuer, sans crever la poche purulente, entre les parois de celle-ci et la face postérieure de l'utérus. Il peut alors être utile de sectionner le tissu utérin au bistouri, de la cavité vers la séreuse. Il est facile de se rendre compte du point où finit l'utérus et de reconnaître ainsi le plan de séparation de l'utérus et de la poche qui lui est accolée. Il suffit d'un peu d'attention pour éviter d'ouvrir cette dernière.

Dès que le vagin est ouvert il est bon de saisir sa tranche de façon à ne pas la perdre. M. Faure a fait construire à cet effet une pince spéciale, d'ailleurs fort simple. C'est une longue pince ordinaire terminée par deux petits plateaux de huit millimètres de diamètre environ ; ces plateaux sont munis de crêtes transversales saillantes qui empêchent la pince de déraper dès qu'elle a saisi la tranche vaginale. Il faut en placer une sur la tranche postérieure du vagin et l'autre sur la tranche antérieure. Il y a en effet dans toute hystérectomie, quelque soit le procédé employé, un grand avantage à ne pas perdre la tranche vaginale. Cela permet de se reconnaître, d'amener facilement vers le haut la partie supérieure du vagin ; cela permet surtout, en cas d'hémorragie, d'attirer vers la haut le vaisseau qui saigne et qui suit toujours de près la tranche vaginale. C'est là, nous le répétons, une manœuvre excellente et que M. Faure emploie systématiquement dans toute hystérectomie abdominale. Nous ne saurions trop recommander, pour y parvenir facilement, la pince qu'il a fait construire dans ce but par M. Collin.

Dans plusieurs cas encore, l'opération est facilitée par

l'emploi d'une valve particulière, due également à **J.-L.** **Faure**, et qui peut rendre des services. Cette valve n'est autre que l'écarteur sus-pubien de Doyen dont M. Faure a prolongé le bec d'une certaine longueur. Cette modification permet à la valve d'écarter non seulement l'angle inférieur de la plaie de la paroi, mais encore la vessie, après qu'elle a été décollée de l'utérus.

Enfin, puisque nous parlons des instruments spéciaux qui peuvent ici rendre des services, signalons la lame de thermocautère longue et mince que J.-L. Faure emploie pour stériliser l'utérus. Dès que le fond de la cavité est ouvert, cette lame est plongée dans son intérieur, et comme elle a au moins huit centimètres de long, elle permet de cautériser en même temps la cavité utérine sur toute sa hauteur.

Ces divers instruments ne sont pas indispensables, mais ils sont utiles, le premier surtout, et ils facilitent sensiblement l'opération.

L'HÉMISECTION UTÉRINE DANS LES SUPPURATIONS ANNEXIELLES

L'hystérectomie vaginale a perdu beaucoup de son ancienne faveur dans le traitement des suppurations pelviennes ; on lui préfère de plus en plus la voie abdominale, pour nombre de raisons ; la gravité est devenue à peu près égale des deux côtés, et cela surtout, grâce à la simplification opératoire qui résulte des nouveaux procédés.

A égalité de risques, on aime mieux voir ce que l'on fait, et, pour peu qu'on ait l'habitude des opérations gynécologiques, on se demande comment une hystérectomie vaginale n'entraine pas plus de dangers ; les adhérences à l'intestin au petit bassin rendent l'extraction des annexes impraticable par le vagin, et très souvent on est obligé de se contenter d'une simple évacuation, quitte plus tard à intervenir par laparotomie.

La voie abdominale présente en outre le sérieux avantage de permettre de limiter l'opération au strict nécessaire ; de respecter l'utérus, quand l'unilatéralité des lésions le commande.

D'autre part, dans bien des cas, l'hystérectomie vaginale garde ses indications parfaitement précises, et ce serait s'exposer à des déboires que de les méconnaitre pour s'adresser invariablement à la voie haute ; à notre avis, il serait imprudent de recourir toujours à la laparotomie. La question, souvent difficile, est de savoir opter. Cependant, il est possible de poser quelques règles générales.

Lorsque les lésions sont récentes, en pleine évolution, accompagnées d'un état fébrile témoignant d'une virulence en activité, il faut réduire au minimum les chances d'infection de la séreuse ; la voie basse convient ici admirablement ; elle permet de réaliser l'intervention urgente avec le moins de dangers immédiats. Il se peut que plus tard il reste à compléter ce premier acte, mais le péril principal a été écarté. De même, en cas de poches purulentes bombant dans le vagin, nettement accessibles par en bas, la colpotomie présente l'avantage de parer aux accidents et de préparer le terrain pour une intervention abdominale. Virulence excessive les lésions, leur siège très déclive, voilà deux indications formelles de la voie vaginale.

L'hystérectomie abdominale sera donc réservée aux cas de lésions bilatérales passées à l'état chronique, lorsque les annexes ne paraissent pas être le siège de lésions d'une virulence excessive (1).

Nous retrouvons en somme ici la distinction qui règne, ou plutôt qui a régné en matière d'appendicite, d'opération à chaud et à froid.

Si nous insistons un peu sur ce parallèle entre les deux voies, parallèle déjà bien souvent établi par des

----

(1) J. F. FAURE. *Congrès d'Amsterdam*, 1899.

partisans de l'une ou de l'autre, c'est pour qu'il soit entendu qu'on ne saurait être un partisan exclusif de l'hystérectomie abdominale si simple qu'elle soit.

Mais cette dernière est celle qui rencontre les indications les plus fréquentes. Elle gagne d'ailleurs chaque jour du terrain, et nous n'en voulons pour preuve que l'opinion exprimée par M. Richelot, dans un article où il préconise son procédé d'hystérectomie abdominale, pour le traitement des suppurations pelviennes (1).

« Après avoir eu quelque sévérité, dit-il, pour la nouvelle méthode, quand on nous l'a d'abord vantée au détriment de l'hystérectomie vaginale, je me déclare heureux maintenant d'avoir entre les mains une ressource de plus et je n'hésite pas à conclure en ces termes : toutes les fois que, pour une raison quelconque, le chirurgien choisit la voie sus-pubienne, l'hystérectomie abdominale totale est le correctif et le complément logique sinon toujours nécessaire de la laparotomie. »

Il y a tout avantage, quand on se trouve en présence de lésions bilatérales des annexes abordées par le ventre, à ne pas laisser l'utérus : il ne sert plus qu'à entretenir des douleurs et des troubles qui rendent très souvent nécessaire son ablation consécutive.

Mais ce n'est pas tout, et voici maintenant que, grâce aux progrès de la technique, l'hystérectomie abdominale n'apparaît pas seulement comme le complément indispensable de la castration bilatérale, c'est encore un moyen excellent pour faciliter cette opération.

______

(1) *Annales de gynécologie*, 1898.

Les cas sont en effet très nombreux dans lesquels la présence de l'utérus gêne beaucoup pour l'extirpation des annexes, si bien qu'il y a un très grand avantage à se débarrasser de l'utérus pour pouvoir l'enlever. Villar a particulièrement insisté sur ce point, et il est certain que, dans bien des cas, ainsi que M. Faure l'a écrit dans plusieurs communications, il est infiniment plus facile d'extirper les annexes avec l'utérus que les annexes seules.

La description que nous allons faire le montre très clairement. Si bien qu'actuellement la situation qui existait, il y a quelques années à peine, est pour ainsi dire renversée. Dans les cas difficiles, auxquels d'ailleurs on ne s'attaquait guère, l'hystérectomie paraissait impraticable et on se bornait à extirper les annexes, souvent avec beaucoup de peine. Aujourd'hui, loin de reculer devant l'hystérectomie, on s'en sert pour faciliter cette extirpation des annexes dont elle constitue, en quelque sorte, le premier temps (1).

Mais il faut pour cela choisir son procédé.

L'hystérectomie abdominale se fait en effet par une infinité de procédés : ils sont bons, pour la plupart, dans les cas simples. Mais pour peu que les cas se compliquent, pour peu que les annexes soient volumineuses et adhèrent aux parties voisines, la différence entre les divers procédés s'accuse à tel point que l'opération, dif-

---

(1) *Thèse*, Chapeyron. Bordeaux, 1898.

(2) La critique qui suit des différents procédés est empruntée à une leçon clinique de M. J.-L. Faure, parue le 13 janvier 1900 dans la *Revue génér. de clinique et de thérapeutique*.

ficile et même impraticable par certains d'entre eux, devient possible et même facile par d'autres.

Pour se rendre compte de l'inégalité des diverses techniques, il faut se demander quelles sont les difficultés à vaincre.

Il s'agit de séparer l'utérus et les annexes de leurs attaches ; parmi ces attaches, il en est une qui est constante, très solide, d'une importance et d'une solidité telle que c'est à elle qu'il faut tout d'abord s'attaquer : c'est l'insertion vaginale du col. Les autres moyens d'union sont constitués par les adhérences pathologiques des annexes aux organes voisins.

Le pédicule utéro-ovarien et le ligament rond ne constituent jamais une difficulté.

Quant aux vaisseaux utérins, il n'est pas besoin de s'en préoccuper outre mesure ; on les pince quand on les rencontre ; et il nous semble inutile de faire un temps spécial de leur recherche et de leur ligature.

Il n'y a donc en réalité que deux obstacles sérieux : l'insertion vaginale du col et les adhérences. Le meilleur procédé est celui qui permet de les vaincre avec le moins de dangers, et dans les meilleures conditions.

Deux méthodes tout à fait distinctes sont en présence : les unes procédant de haut en bas, des annexes vers le vagin, les autres de bas en haut, du vagin vers les annexes.

De ces deux méthodes, la seconde est incontestablement meilleure puisqu'elle s'attaque de prime abord à l'obstacle principal, fixe ; tant que celui-ci n'est pas levé, l'utérus et les annexes résistent. Dès que l'insertion va-

ginale est sectionnée, au contraire, la masse utéro-annexielle devient mobile, facile à attirer et à incliner en
tous sens ; il reste encore un obstacle : les adhérences
pathologiques ; leur diversité ne permet pas d'établir
une règle générale pour leur décortication, mais il est
infiniment plus aisé d'en venir à bout quand l'utérus est
détaché, qu'on peut l'attirer en haut et désobstruer ainsi
le fond du petit bassin. De plus, les annexes sont beaucoup plus faciles à décoller de bas en haut que de haut
en bas parce qu'on les aborde par l'intérieur du ligament
large au niveau duquel les adhérences sont insignifiantes
ou nulles (1).

« Cette extirpation *de haut en bas*, dont je veux vous
parler d'abord pour vous en montrer les écueils, ne peut
guère s'exécuter que par un seul procédé qui présente,
il est vrai, de nombreuses variations de détail, assez insignifiantes et qui ne changent en rien la physionomie de
l'opération. Ce procédé auquel nous donnons en France,
et à juste titre, le nom de Delagenière, est d'ailleurs
extrêmement simple, au moins en théorie. Il n'en est pas
toujours de même en pratique.

« On commence par enlever, des deux côtés, les annexes malades, en les isolant avec des pinces, en dehors
au niveau du pédicule utéro-ovarien et de l'insertion pelvienne du ligament large, et en dedans au niveau de la
corne utérine et du bord de l'utérus. Puis, lorsque les

---

(1) Les quelques paragraphes précédents sont un résumé de la clinique de
M. Faure. Ici nous ne croyons pouvoir mieux faire que de citer textuellement,
avec son autorisation, la discussion très serrée de ces divers procédés.

annexes sont enlevées, on incise transversalement le péritoine, en avant un peu au-dessus de la vessie et en arrière à une hauteur correspondante. On ménage ainsi une collerette péritonéale qui, après extirpation de l'utérus, servira à fermer le fond du petit bassin. Cette collerette doit être décollée avec le doigt aussi bas que possible, ce qui conduit au niveau des culs-de-sac vaginaux. On recherche alors et on lie les artères utérines, puis on ouvre le vagin au niveau du cul-de-sac postérieur, on le désinsère circulairement, et il ne reste plus qu'à terminer l'opération par l'hémostase et la suture du vagin et du péritoine.

« En principe, rien n'est plus simple que cette opération, et en effet, lorsque les annexes sont peu adhérentes, elle ne présente aucune difficulté véritable. Mais dès que le cas devient un peu compliqué et pour peu qu'il y ait entre les annexes et les parties voisines des adhérences séricuses, le premier temps de cette opération, l'extirpation des annexes peut présenter de très grandes difficultés précisément parce que, dans ce procédé, on se prive de la manœuvre qui facilite le plus le décollement et l'extirpation des annexes, je veux dire leur attaque de *bas en haut*, par l'intérieur du ligament large. En gardant l'utérus pour la fin, on se prive en outre de la grande commodité que procure son extirpation première, qui en laissant la place libre au milieu du petit bassin, permet à la main d'évoluer avec la plus grande facilité. Cette extirpation préalable de l'utérus est en effet très importante et dans les cas compliqués facilite beaucoup l'extirpation des annexes. C'est ce que mon collègue et ami Villar, de Bordeaux, a parfaitement compris. Il la recommande chaleureusement, et il a raison de la recommander, car dans tous les cas un peu compliqués il est réellement beaucoup plus facile d'enlever les annexes avec l'utérus que les annexes seules, à condition d'enlever l'utérus en premier lieu et de se servir de la brèche que laisse son extirpation pour manœuvrer dans le fond du petit bassin et attaquer les annexes par leur côté le plus vulnérable.

· « Voilà donc le gros reproche qu'on peut faire au procédé de Delagenière. En extirpant les annexes en premier lieu, il court au-devant des difficultés principales de l'opération, et se prive des grandes facilités que donnent pour leur ablation l'extirpation première de l'utérus, qui permet à la main d'évoluer dans le fond du petit bassin, et l'attaque des annexes de bas en haut, qui permet leur décollement plus facile.

« Delagenière, pour enlever l'utérus, qui reste seul après l'ablation des annexes, ouvre le vagin par le cul-de-sac postérieur. Lorsque les annexes n'y sont plus, cette ouverture est en général simple et facile, même sans l'aide d'une pince directrice introduite par la vulve. On peut d'ailleurs, si le cul-de-sac postérieur est trop profond ou obstrué par des adhérences, attaquer le vagin soit par le cul-de-sac antérieur, soit par le cul-de-sac latéral. Cela n'a aucune importance. Mais il est certain que dans les cas compliqués et difficiles auxquels je fais surtout allusion ici, lorsque la physionomie du petit bassin est complètement modifiée par les adhérences qui l'encombrent, cette ouverture du vagin peut n'être pas très

commode et peut quelquefois, surtout lorsqu'on est obligé
de l'attaquer par côté, donner des craintes pour l'uretère
dont il est souvent difficile, au milieu des adhérences, de
déterminer l'exacte situation. Nous verrons tout à l'heure
qu'il existe un procédé qui supprime complètement ces
craintes relatives à l'uretère, et les difficultés possibles
dans la recherche et l'ouverture du vagin.

« Tel est le procédé général d'extirpation *de haut en
bas*, susceptible d'ailleurs de recevoir diverses modifica-
tions de détail, mais qui ne changent rien à sa physionomie générale.

« Les procédés d'extirpation *de bas en haut* en diffèrent
complètement. Ils vont au contraire s'attaquer d'abord à
l'insertion vaginale du col, qui est le principal moyen
d'union de la masse utéro-annexielle aux organes envi-
ronnants. Puis, l'insertion vaginale étant détachée, ils
enlèvent l'utérus et les annexes en les attaquant par dessous.

« De ces procédés le principal et le plus connu est celui de Doyen, qui commence par ouvrir le cul-de-sac
postérieur, puis, attirant par l'ouverture ainsi faite le col
utérin, sectionne tout autour l'insertion vaginale. Dès ce
moment, l'utérus ne tient pour ainsi dire plus que par
les adhérences, qu'il ne reste qu'à détacher.

« Le procédé de Doyen, qui, à mon avis, est parfait
pour l'extirpation des fibromes, lorsque l'utérus volumineux peut se renverser sur le pubis, lorsque le cul-de-
sac de Douglas est libre et très accessible, et qui permet
alors d'enlever un utérus énorme en quelques minutes
à peine, ce procédé est ici beaucoup moins avantageux

et souvent même impraticable. C'est qu'en effet, dans les suppurations annexielles, le cul-de-sac de Douglas qui doit être libre pour la bonne exécution du procédé de Doyen, est presque toujours encombré par les annexes prolabées et adhérentes qui l'obstruent complètement et le rendent inaccessible. Dans ces conditions, il faut se livrer, pour atteindre le cul-de-sac vaginal postérieur, à un travail de décortication préliminaire des annexes, travail souvent fort long et pour lequel on rencontre les mêmes difficultés que dans le procédé de Delagenière. Si bien que, dans un grand nombre de cas, on se trouve avoir, pour ainsi dire, enlevé les annexes au moment où on aborde le vagin, en se privant ainsi des facilités que donnent pour cette extirpation des annexes, la désinsertion première du col utérin qui constitue précisément l'originalité et la supériorité du procédé de Doyen appliqué à l'extirpation des fibromes.

« De plus, pour peu que les adhérences péri-utéro-annexielles soient étendues et l'utérus immobilisé, il est très difficile, sinon impossible, d'attirer celui-ci en haut et de pénétrer dans le Douglas, même débarrassé des annexes, pour aborder le cul-de-sac vaginal postérieur et l'ouvrir.

« En somme, dès que le cas est un peu compliqué, le procédé de Doyen présente de grandes difficultés, et pour l'ouverture et la désinsertion du vagin qu'on n'aborde qu'avec peine, et pour le décollement des annexes qu'on ne peut bien souvent attaquer de bas en haut, puisqu'on a été dans l'obligation de commencer par les isoler, avant même d'avoir ouvert le vagin et de faire, en réalité, une opération à peu près identique à celle de Delagenière.

« Ce sont ces difficultés qui ont conduit Hartmann à modifier le procédé de Doyen et à commencer, avant d'ouvrir le cul-de-sac postérieur, par isoler méthodiquement les annexes en sectionnant les ligaments utéro-ovariens. Ce n'est que lorsque les annexes ont été libérées qu'il ouvre le cul-de-sac postérieur et désinsère le vagin pour enlever en un seul bloc l'utérus et les annexes qui lui sont fixés. Ce procédé est, en somme, une combinaison de ceux de Doyen et de Delagenière, et il ne diffère guère de ce dernier que parce qu'après avoir isolé les annexes du côté externe, il ne les sépare pas de l'utérus et les conserve pour les enlever avec lui. Je sais qu'il a donné à son auteur d'excellents résultats. Je ne lui fais pas moins le reproche que j'ai fait aux procédés précédents de décortiquer les annexes de haut en bas, de se priver du secours qu'offre pour cette décortication, qui est capitale, la désinsertion préalable de l'insertion vaginale du col et l'enlèvement de l'utérus, et d'exposer le chirurgien qui recherche le vagin pour l'ouvrir, à des tâtonnements toujours ennuyeux et à des manœuvres qui peuvent ne pas être toujours innocentes.

« Frappés de la difficulté qu'il y a à aborder le vagin par le cul-de-sac postérieur, certains chirurgiens, et en particulier Richelot et Jonnesco, l'abordent par le cul-de-sac antérieur. Dans les suppurations annexielles cela est en général beaucoup plus facile. Le cul-de-sac vésico-utérin est, en effet, le plus souvent libre d'adhérences, et les trompes, presque toujours situées en arrière, dans

le Douglas, ne gênent pas. On peut donc facilement re-
fouler la vessie en bas et ouvrir le cul-de-sac antérieur.
Jonnesco ne le fait qu'après avoir isolé les annexes, toujours de haut en bas, et avec les inconvénients qui s'at-
tachent à cette façon de faire. Richelot commence, au
contraire, par là et désinsère immédiatement la tranche
vaginale en attirant le col en haut et en avant. Cette manœuvre est assez difficile parce que l'utérus ne bascule
pas aussi facilement en arrière, qu'il bascule en avant
dans le procédé type de Doyen, et il est de ce fait plus
malaisé d'atteindre l'insertion du vagin sur sa partie postérieure. Mais, dans le plus grand nombre des cas, la
manœuvre, quoique pénible, est praticable. Richelot décortique alors les annexes de bas en haut ce qui permet
de les attaquer par le ligament large. Cela est bien, je
vous l'ai déjà dit. Mais ici, la présence de l'utérus qui
remplit le petit bassin gêne les évolutions de la main
chargée de décoller les annexes. Si bien que ce décollement est souvent difficile. En somme, je crois, dans les
suppurations annexielles, le procédé de Richelot supérieur au procédé type de Doyen, parce que, à difficultés
égales dans la décortication des annexes, attaquées dans
les deux cas de bas en haut, il est beaucoup plus facile
d'aller ouvrir le vagin par le cul-de-sac antérieur, presque
toujours libre, que par le cul-de-sac postérieur, presque
toujours obstrué.

« Il y a un procédé intermédiaire aux procédés d'extirpation de haut en bas et de bas en haut, procédé qui jouit
actuellement d'une grande faveur et qui la mérite à plus
d'un titre. C'est le procédé que nous appelons, en France,

le procédé américain. C'est en effet un procédé intermédiaire, puisque d'un côté il décortique les annexes en les attaquant de haut en bas, tandis que de l'autre côté, au contraire, il les attaque de bas en haut. A vrai dire le procédé américain type, décrit par Kelly, laisse le col utérin, sans ouvrir le vagin et constitue en réalité une hystérectomie sus-vaginale. Segond l'a un peu modifié en enlevant le col.

« Pour l'exécuter, on commence par sectionner le pédicule utéro-ovarien du côté droit, par exemple, puis on isole les annexes droites et on les sépare des parois pelviennes en descendant dans le ligament large, jusque sur le cul-de-sac latéral du vagin. On ouvre celui-ci soit directement, soit sur une pince directrice introduite par la vulve, et on désinsère sa moitié droite : on bascule alors l'utérus vers la gauche, on sectionne la moitié gauche du vagin, en l'attaquant par sa face muqueuse, puis on décortique les annexes gauches en remontant cette fois de bas en haut, jusqu'au pédicule utéro-ovarien qu'on pince et qu'on sectionne. Cette seconde partie de l'opération, dès la bascule de l'utérus, est en général extrêmement facile, parce que, l'utérus étant renversé, la main agit librement dans le petit bassin, et peut facilement aller décoller les annexes en les attaquant par-dessous, du côté du ligament large. On profite donc, intégralement, du côté gauche, de l'avantage qu'il y a à décortiquer les annexes de bas en haut, et à manœuvrer dans un petit bassin privé de son utérus. Mais, si l'opération est en général extrêmement facile pour le côté gauche, il n'en est pas de même pour le côté droit où nous retrouvons toutes les difficultés qu'il peut y avoir à décortiquer les annexes de haut en bas, et pendant que le corps utérin encombre le petit bassin. De plus ce procédé ne supprime aucune des difficultés qu'on peut rencontrer dans la recherche et l'ouverture du vagin qu'il faut aborder par côté, dans une région où la situation de l'uretère est en général assez indécise.

« L'opération sus-vaginale, telle que la pratique Kelly et avec lui beaucoup de chirurgiens, supprime, il est vrai, cette dernière difficulté. Mais je ne veux pas discuter ici sur les avantages ou les inconvénients de la conservation du col utérin et c'est de l'hystérectomie totale que je veux exclusivement m'occuper.

« Ainsi, de tous ces procédés, il n'en est pas un qui permette de lever facilement tous les obstacles qui s'opposent à l'extirpation de l'utérus et de ses annexes. Ces obstacles, je l'ai dit et je le répète, sont d'une part l'insertion vaginale du col, et d'autre part les adhérences pathologiques. Or, dans les suppurations annexielles aucun des procédés précédents ne permet en même temps d'aborder sûrement et facilement le vagin pour couper son insertion utérine, et de décortiquer les annexes en les attaquant par-dessous et en les décollant de bas en haut après que l'extirpation de l'utérus a rendu le champ libre.

« Le procédé de Delagenière décortique de haut en bas et avant l'extirpation de l'utérus qui n'est séparé du vagin qu'à la fin de l'opération.

« Le procédé de Doyen n'est presque jamais exactement applicable et nécessite presque toujours, lui aussi, le décollement des annexes de haut en bas avant la désinsertion vaginale, souvent fort difficile elle-même à cause de la fixité relative de l'utérus.

« Les procédés d'Hartmann et de Jonnesco décortiquent également les annexes de haut en bas et peuvent ménager quelques difficultés dans la recherche et l'ouverture du vagin.

« Le procédé de Richelot, s'il décortique les annexes de bas en haut, ne donne aucune facilité pour le faire à cause de la présence de la masse utérine qui ne peut basculer et laisser le champ libre qu'après la décortication laborieuse des annexes d'un des côtés.

« Enfin le procédé américain, qui me parait le meilleur de ceux que je vous ai énumérés jusqu'ici, ne permet la décortication idéale de bas en haut, que dans la seconde moitié de l'opération, en vérité très facile. Mais dans la première moitié, il se heurte, lui aussi, aux difficultés de la décortication de haut en bas et aux ennuis que l'on peut rencontrer dans la recherche et l'ouverture du vagin dont rien ne vient montrer d'une façon précise les limites exactes et près duquel on craint toujours, surtout lorsqu'on l'aborde par côté, de rencontrer l'uretère.

« Eh bien, il existe un dernier procédé d'une extrême simplicité et qui permet, lui, d'aller toujours et en premier lieu droit à l'obstacle principal, l'insertion vaginale du col, de trouver et d'ouvrir le vagin sans aucune difficulté et sans aucun risque de rencontrer l'uretère, de sectionner cette insertion vaginale, puis de renverser l'utérus en se donnant dans le fond du petit bassin la place nécessaire pour manœuvrer facilement et pour attaquer les annexes par le ligament large, en les décollant de bas en haut, aussi bien à droite qu'à gauche. Ce procédé, je ne crains pas de le dire, accumule toutes les facilités et réalise l'idéal de la simplicité opératoire. C'est le procédé d'hystérectomie abdominale totale par *section médiane de l'utérus* que j'ai décrit il y a deux ans ».

«... Dans les cas ordinaires et même dans des cas compliqués, ce procédé permet d'enlever l'utérus et les annexes avec une facilité surprenante. Il présente, en effet, sur tous les autres procédés, des avantages évidents dans les deux temps principaux de l'opération, la désinsertion du vagin et la décortication des annexes. »

« Pour la désinsertion du vagin, il est impossible de n'être pas frappé de la facilité qu'il donne. Et d'abord il supprime toutes les hésitations, toutes les difficultés qu'il peut y avoir dans la recherche et l'ouverture de ce canal. En se guidant sur la cavité utérine que permet de découvrir le premier coup de ciseaux donné sur le fond de l'utérus, on est en effet conduit directement, sûrement et pour ainsi dire fatalement dans le vagin. On ne peut pas arriver ailleurs. De plus, loin de risquer de s'égarer sur les côtés vers l'uretère, on arrive exactement sur la ligne médiane, toujours au même point, loin des uretères qu'on ne peut blesser. Cette facilité extraordinaire dans la découverte et l'ouverture du vagin n'est pas le seul avantage. La traction vers le haut du col hémisectionné permet, en effet, d'aborder la tranche vaginale par sa face muqueuse et de l'inciser pour ainsi dire à ciel ouvert en se rendant un compte exact de ce que l'on fait, ce qui n'arrive pas toujours, loin de là, lorsqu'on commence la désinsertion vaginale par le cul-de-sac postérieur ou par le cul-de-sac latéral, de l'extérieur du vagin vers l'intérieur. De plus, la direction même de la traction exercée sur le col éloigne celui-ci et par conséquent son insertion vaginale de l'uretère. Celui-ci reste en bas et en dehors, tandis que l'insertion vaginale du col est attirée en haut et en dedans. Les ciseaux s'éloignent donc au maximum de l'uretère qui n'a plus pour ainsi dire aucune chance d'être blessé.

« Pour la séparation des adhérences et la décortication des annexes, les avantages ne sont pas moins grands. La brèche ouverte dans le petit bassin par l'hémisection de l'utérus et le renversement de chaque moitié permet à la main d'évoluer avec la plus grande facilité et d'aller prendre les annexes par-dessous par l'intérieur du ligament large. On les déroule ainsi beaucoup plus facilement. Sans doute, dans les cas compliqués, on peut avoir des difficultés et même des accidents. Mais j'affirme que, d'une manière générale, ces difficultés sont beaucoup moins grandes que lorsqu'on aborde les annexes directement par en haut, et dans un bassin dont la partie centrale est remplie par l'utérus.

« Il suffit d'avoir fait une seule fois cette manœuvre pour se rendre compte de l'aisance avec laquelle on peut ainsi décortiquer des annexes qu'on ne sait par quel côté prendre, lorsque l'utérus est encore en place.

« Dans les cas compliqués, lorsque le petit bassin tout entier est rempli d'adhérences qui unissent l'utérus et les annexes aux intestins et aux parois pelviennes, lors-

qu'on ne sait en réalité par où commencer à attaquer
les annexes, qu'il est même souvent impossible de distin-
guer, l'hémisection de l'utérus permet de mener à bien,
et quelquefois facilement, des opérations qui semblent
impraticables par tous les autres procédés. Le plus diffi
cile est parfois de découvrir le fond de l'utérus. Lorsqu'on
le tient, rien n'est plus simple que de gagner le vagin,
en passant au centre du bloc utéro-annexiel, à travers
l'utérus lui-même, en un point où la voie est toujours
libre, et où, grâce à la présence de la cavité utérine, il
est impossible de s'égarer.

« Le vagin sectionné, l'utérus renversé, on sera même
souvent étonné de la facilité avec laquelle s'énucléeront
des annexes qui semblaient presque inaccessibles, mais
dont on triomphe facilement en les attaquant par-dessous ».

Nous pensons qu'il est inutile de rien ajouter à cette
critique.

L'HÉMISECTION UTÉRINE ET L'HYSTÉRECTOMIE SUBTOTALE

Il existe actuellement, parmi les chirurgiens, une ten-
dance à remplacer l'hystérectomie totale par la supravaginale ou la subtotale; ce n'est point là, comme on
pourrait le croire, un retour aux méthodes surannées de
pédicule interne avec lien élastique; le moignon cervical
qu'on abandonne dans la cavité abdominale est juste suffi-
sant pour éviter l'ouverture du vagin et, au lieu d'enser-
rer le col dans un lien élastique, on applique tout simplement une ligature sur les vaisseaux qui saignent.

Au dernier Congrès de chirurgie (1), M. Ricard a plaidé la cause de cette nouvelle méthode, en donnant des arguments auxquels il n'y a guère d'objections à faire.

L'opération est plus rapide; il n'y a pas de tranche vaginale à assécher, et l'on sait combien prend de temps parfois l'hémostase du vagin. Les règles de l'asepsie sont mieux respectées puisque la cavité utérine seule est ouverte et encore en un point. Ces avantages théoriques sont d'ailleurs confirmés par la pratique; il n'y a pas de statistiques d'hystérectomie totale aussi favorables que celles de la subtotale. Cette dernière donne 4,50 pour 100 de mortalité seulement, alors que les autres procédés donnent 16,66 pour 100 (abdomino-vaginale) et 9,65 pour 100 (totale).

Cependant, comme J.-L. Faure l'a fait remarquer dans la discussion du rapport de M. Ricard, peut-être faut-il voir dans cette innocuité plus grande de l'hystérectomie subtotale appliquée aux fibromes, un effet, non pas de la conservation du col et de la non ouverture du vagin, mais de ce que la plupart des cas difficiles, compliqués, de fibromes enclavés, etc., sont traités par l'hystérectomie totale plutôt que par la subtotale. Il est ainsi tout naturel que la gravité de la première paraisse un peu plus forte.

Mais l'hystérectomie subtotale s'adresse surtout aux fibromes; dans les opérations pour suppuration pelviennes un peu compliquées, il est bien rare qu'on juge à propos de refermer entièrement le petit bassin; le plus souvent,

____

(1) *Congrès de chirurgie.* 1899.

on est obligé d'avoir recours pour prévenir les risques d'infection au drainage vaginal. A quoi bon, en pareil cas, conserver le moignon cervical ?

Celui-ci ne peut que faire obstacle au drainage et il faut, quand on le laisse en place et qu'on veut drainer, ou bien ouvrir le cul-de-sac postérieur sur une pince ou bien inciser la moitié postérieure du col et la portion de vagin située au-dessous, d'un coup de ciseaux donné sur la ligne médiane.

Ce que nous disons là des suppurations pelviennes s'applique également aux fibromes compliqués des lésions septiques des annexes. Ce qui doit surtout déterminer à choisir la subtotale, c'est la possibilité de mener à bien l'opération sans contamination du péritoine et par conséquent sans éventualité de drainage. Ces conditions, qui existent presque toujours dans les fibromes simples, se rencontrent plus rarement dans les lésions annexielles ; cependant, dans ce dernier cas, si l'extirpation des poches peut se faire sans rupture, peut-être y aurait-il avantage à substituer l'hystérectomie subtotale à l'hystérectomie totale.

Quoi qu'il en soit, l'hémisection utérine s'adapte parfaitement à cette nouvelle méthode et J.-L. Faure le dit lui-même : (1)

« D'ailleurs, dans certains cas exceptionnellement compliqués, rien n'empêche de renoncer au besoin à l'hystérectomie totale et de pratiquer tout simplement l'*hystérectomie supravaginale*. Il suffit, au lieu de conduire

----

(1) *Revue générale de clinique et de thérapeutique.* Janvier 1900.

l'hémisection utérine jusque dans le vagin, de l'arrêter au-dessus du col. Un coup de ciseaux de dedans en dehors, de la cavité vers le bord de l'utérus permet de trancher la moitié utérine au niveau de l'isthme. On la renverse comme s'il s'agissait de la moitié tout entière et on peut encore, comme dans l'hystérectomie totale, attaquer les annexes par-dessous en profitant de la place laissée libre au milieu du petit bassin.

« L'hémisection utérine donne donc également de très grandes facilités pour pratiquer l'hystérectomie supravaginale que préfèrent beaucoup de chirurgiens. Elle est même plus facile encore que l'hystérectomie totale puisqu'il n'y a pas à pratiquer la désinsertion vaginale, et elle présente sur tous les autres procédés l'avantage de faciliter la section transversale de l'utérus qu'on tranche exactement où on veut et à coup sûr, puisqu'on l'attaque du côté de sa cavité, et de permettre des deux côtés la décortication des annexes de bas en haut.

« L'hémisection utérine présente donc de très grands avantages, aussi bien dans l'hystérectomie totale que dans l'hystérectomie supravaginale ou subtotale, et elle rend cette opération si aisée qu'il est permis d'affirmer qu'en général il est plus facile par ce procédé d'extirper les annexes avec l'utérus que les annexes seules. »

L'hémisection utérine est donc encore ici le procédé de choix. D'ailleurs M. Faure l'a exécuté trois fois : une fois par nécessité (Observation XI), et deux fois de propos délibéré (Observations XIII et XXXII). Dans ces deux derniers cas l'opération a été extrêmement simple.

OBSERVATIONS

Annexites

Observation I

(1re opération de section médiane).

Julie D.., 24 ans, cuisinière, entre à l'hôpital Laënnec, salle Chassaignac, le 21 septembre 1897.

Bonne santé habituelle, réglée à 16 ans irrégulièrement, sans douleurs. Pas de pertes blanches. Jamais de grossesse.

Il y a deux mois, la malade était en traitement pour une crise de rhumatisme quand survinrent brusquement de violentes douleurs dans le bas-ventre, avec poussée fébrile, ballonnement, vomissements. Les douleurs se localisent bientôt à gauche dans la fosse iliaque, s'irradient vers les reins et les cuisses. Les douleurs s'exagèrent par la fatigue et se calment au lit.

Au toucher, l'utérus en rétroversion est immobile ; flanqué des deux côtés par deux zones de tuméfaction diffuse empiétant sur les culs-de-sac. A gauche, tumeur plus volumineuse.

Opération le 25 septembre 1897.

Je compte faire une hystérectomie vaginale. Dès l'incision du cul-de-sac postérieur je sens en l'explorant des masses dures très élevées. L'utérus est immobile. Je me décide à faire la laparotomie.

Dès l'incision du ventre, je tombe sur des adhérences très étendues unissant tous les organes du petit bassin en un bloc que je ne sais par quel côté attaquer.

Je pratique alors l'hémisection utérine sans difficultés. Je saisis la moitié droite du col, je sectionne l'insertion vaginale, et l'utérus se renverse entraînant avec lui les annexes qui se décortiquent avec la plus grande facilité jusqu'au pédicule utéro-ovarien que je sectionne.

Je répète l'opération à gauche. Elle se fait non moins facilement et à mon grand étonnement l'opération qui m'apparaissait au début comme très difficile se termine en cinq minutes à peine. Drainage vaginal. Fermeture de la plaie abdominale.

Suites des plus simples, sans incident. La malade sort guérie le 3o octobre 1897.

Observation II

Félicie L...., 27 ans, cuisinière, entre à l'hôpital Laënnec, le 21 décembre 1897; malade depuis deux ans.

Réglée à 19 ans; ses règles ont toujours été irrégulières et abondantes. Accouchement il y a quatre ans.

En février 1897, se produit une violente métrorragie après laquelle la malade entra dans le service de M. Campenon, l'hémorragie cesse après application de glace sur le ventre; des pertes blanches lui succèdent; la température monte à 39° : on fait une incision du cul-de-sac postérieur par où s'écoule une grande quantité de pus.

Sortie de l'hôpital le 17 avril, elle y revient le 24 à cause de nouvelles douleurs et de pertes blanches. A sa sortie (fin juillet) elle paraît guérie.

Au commencement de décembre apparaissent de nouveau des hémorragies et des pertes blanches.

Au toucher, utérus en bonne position, immobile; le col est déchiré à gauche; le cul-de-sac postérieur est rempli par une masse dure diffuse, non fluctuante.

A gauche, on sent une masse fluctuante qui remplit le cul-de-sac latéral.

Opération : le 3 janvier 1898.

Le décollement de la vessie est facile, ainsi que la section médiane. La désinsertion vaginale est assez pénible à cause des adhérences.

Les annexes sont prolabées et solidement fixées dans le cul-de-
sac de Douglas. Leur ablation se fait facilement après la désinsertion vaginale. Le vagin reste ouvert. La malade était dans son lit
depuis quelques instants, lorsqu'on s'aperçoit qu'il s'écoule du
sang en assez grande abondance : le ventre est réouvert : l'hémorragie provient de la tranche vaginale, on l'arrête par un surjet au
catgut.

Les suites sont excellentes. La malade sort guérie le 3 février.

Le 19 septembre. — Cette malade présentant un point douloureux très net dans la région iliaque droite et se plaignant sans
cesse de troubles de toute sorte est opérée de nouveau. On trouve
une petite bride péritonéale allant de détroit supérieur à l'intestin
grêle qui est tiraillé. Les douleurs viennent évidemment de là.
Section de la bride. Sutures. Guérison sans incident.

Le petit bassin était absolument net, sans trace d'adhérences,
de cicatrices quelconques. Il ne reste aucun vestige des sutures et
des ligatures. On eût dit un bassin d'homme, la face antérieure du
rectum se continuant très exactement avec la face postérieure de
la vessie, au niveau d'un cul-de-sac lisse et poli comme à l'état
normal.

OBSERVATION III

Mathilde G.., 32 ans, journalière, entre à l'hôpital Laënnec,
salle Chassaignac, n° 20.

A été réglée à 11 ans; à 17 ans fait une fausse couche; depuis
lors a toujours souffert plus ou moins.

Au mois de janvier 1898, elle a eu un retard de règles suivi de
l'expulsion d'un gros caillot, et de métrorragies abondantes. Après
huit jours de répit, les pertes se reproduisent ;

On sent dans le bassin une masse énorme, dure, faisant corps
avec l'utérus et mobile avec lui, si bien que le diagnostic de
fibrome semble s'imposer.

Opération le 13 avril 1898. A l'ouverture du ventre on constate
qu'il y a à gauche de fortes adhérences et une salpingite ; à droite

apparaît une énorme tumeur rouge qui est prise pour un fibrome. Le tire-bouchon enfoncé dans la tumeur crève une poche d'où sort un flot de pus : nettoyage avec des éponges : le fond de l'utérus est en partie dissimulé par la masse, dégagé et saisi avec deux pinces. Incision du péritoine, en avant de l'utérus et décollement de la vessie. Section médiane : les annexes gauches sont enlevées les premières après désinsertion et renversement de la moitié utérine de ce côté.

A droite l'opération est beaucoup plus pénible à cause des adhérences très serrées ; au cours des manœuvres, une poche se rompt et du pus s'écoule ; la décortication est menée de bas en haut avec beaucoup de précaution, les annexes sont extirpées.

On s'aperçoit alors que le rectum est déchiré sur sa partie antérieure, il y a à peine un pont de muqueuse en arrière ; suture de la circonférence antérieure du rectum par plusieurs plans : la suture est très soignée quoique peu classique par suite de l'irrégularité des surfaces. Drainage par le vagin.

L'opération a duré 1 heure trois quarts. Malgré la déchirure du rectum aucun incident ne se produit ; les premiers jours, on administre de l'opium ; une sonde anale est placée pour permettre l'évacuation des gaz.

La malade sort parfaitement guérie le 2 juin 1898.

Revue en mars 1900. Va très bien.

OBSERVATION IV

Angèle G.., 30 ans, domestique, entre à l'hôpital Laënnec le 19 septembre 1897.

Réglée depuis l'âge de 13 ans, n'a rien présenté de particulier jusqu'à 20 ans ; vers cette époque, douleurs dans le bas-ventre, irrégularité des règles ; leucorrhée.

Puis les règles deviennent très abondantes ; dans leur intervalle, il existe des pertes blanches.

Le 17 septembre 1897, la malade est admise à l'hôpital Laënnec ;

on fait le diagnostic de métrite hémorragique accompagnée d'annexite; on fait un curettage le 16 octobre. La même semaine, le ventre se ballonne, une légère métrorragie se produit; puis, tout rentre dans l'ordre et la malade part pour le Vésinet.

Le 19 novembre elle revient à l'hôpital Laënnec présentant des symptômes de pelvi-péritonite. La température est à 40°. La glace sur le ventre n'est pas supportée; on donne de l'opium; l'empâtement augmente dans les culs-de-sac; l'utérus est absolument immobilisé.

Le 7 févier 1898, M. Reclus pratique, sous chloroforme, l'incision du cul-de-sac postérieur; l'adhérence du cul-de-sac est telle que le rectum est ouvert; on remet à plus tard l'intervention; on introduit une sonde par l'anus. Les suites de la colpotomie ont été bonnes malgré l'ouverture du rectum. Aucun incident à signaler. La malade continue à souffrir, malgré le repos au lit absolu.

Le 13 avril M. Faure fait la laparotomie. A l'ouverture du ventre on trouve un paquet d'anses grêles extrêmement adhérent, recouvrant les organes du petit bassin. L'incision jugée insuffisante est prolongée. Avant d'attaquer le fond de l'utérus, on libère l'intestin. Cela fait, l'utérus est sectionné par le milieu, et de chaque côté la dissection et la décortication de deux grosses salpingites se fait sans difficultés, malgré des adhérences aux parois du petit bassin. On ne draine pas le vagin. La paroi abdominale est entièrement fermée.

La malade sort guérie le 4 juin sans incidents.

Revue en janvier 1900. Va très bien.

Observation V

Marie L..., 18 ans, domestique, entre à l'hôpital Laënnec, le 3 septembre 1898.

Depuis un an souffre du bas-ventre; ses douleurs sont exagérées par la fatigue; depuis deux mois, impossibilité de travailler, repos au lit.

Au toucher, le cul-de-sac postérieur et latéral droit est complètement libre.

Dans le cul-de-sac antérieur et latéral gauche on sent une tuméfaction dure, mobile, très douloureuse à la pression; par le palper abdominal, on sent cette tuméfaction se prolonger jusque au-dessus du plan du détroit supérieur. L'hystéromètre donne 8 centimètres. Le diagnostic est hésitant entre une salpingite et un kyste de l'ovaire.

Opération le 10 septembre 1898. A l'ouverture du ventre, on trouve le grand épiploon très adhérent à la paroi et à l'intestin; ces adhérences sont rompues, l'intestin est déchiré superficiellement; quelques points séro-séreux obstruent cette déchirure.

Le fond de l'utérus est complètement recouvert par deux grosses salpingites ne formant en apparence qu'un seul bloc.

L'intestin très adhérent à la partie postérieure de la masse est détaché; le cul-de-sac de Douglas est libre. Le péritoine est incisé en avant de l'utérus et la vessie décollée.

Une ponction au trocart est pratiquée dans la tumeur de droite et donne issue à une certaine quantité de pus très épais.

Grâce à un écarteur sus-pubien, on arrive à se rendre compte de la disposition des lésions : les deux tumeurs salpingiennes sont séparées l'une de l'autre en suivant le plan de clivage, le fond de l'utérus qui apparaît alors est saisi avec deux pinces; l'hémisection se fait sans difficultés de même que la décortication des annexes gauches.

A droite, le déroulement se fait facilement mais un petit abcès s'ouvre, et le côlon pelvien est déchiré : suture séro-séreuse soignée.

On termine l'opération, qui a duré 1 heure et 1/4, par une toilette du péritome pelvien. Drainage vaginal.

Les suites n'ont pas été absolument bonnes. Au 10e jour on enlève les fils; à la partie inférieure de l'incision existe un abcès qui est ouvert.

A la fin du mois d'octobre, la température s'élève jusqu'à 39°; la malade souffre dans le petit bassin; au toucher, on sent une tuméfaction diffuse dans la partie gauche du bassin et qui bombe dans le vagin.

Le 28 octobre, écartement, sans anesthésie de la cicatrice du fond du vagin; issue d'un liquide séreux.

La température ne descend pas et la tuméfaction persiste.

Le 1er novembre, nouvel examen; dilatation sérieuse de la cicatrice vaginale amenant la nuit suivante l'écoulement d'une grande quantité de pus et la chute de la température.

La malade sort guérie le 22 décembre.

OBSERVATION VI

Angèle X..., domestique, a été opérée y a deux ans par le Dr Reclus qui a pratiqué l'ablation bilatérale des annexes, par la laparotomie.

Revient à l'hôpital pour des douleurs pelviennes et abdominales rendant tout travail impossible.

Au toucher, l'utérus est petit, mobile, douloureux, des deux côtés on sent deux masses du volume d'une noix occupant la place des pédicules annexiels laissés lors de la première opération.

Une intervention est décidée sur les instances de la malade.

Le 14 *septembre*, laparotomie. La paroi est amincie par une éventration. L'utérus est petit; il reste une partie des annexes à droite, on pratique sans difficultés l'hystérectomie par section médiane. Le petit bassin est refermé entièrement par un surjet au catgut.

La malade sort guérie le 2 octobre.

On la reçoit le 15 octobre, ne souffrant plus, en parfait état.

OBSERVATION VII

Marie-Louise R..., 26 ans, sans profession, entre à l'hôpital Laënnec le 22 septembre 1898. — Opérée pour suppurations pel-

viennes le 27. Laparotomie; à l'ouverture le ventre, le fond de
l'utérus apparaît très nettement.

A gauche, masse du volume d'un œuf de poule, adhérente en
haut à l'S iliaque; les adhérences qui sont très serrées sont libérées aux doigts et aux ciseaux.

A droite, lésions évidentes des annexes.

Section médiane : se fait sans difficultés.

Le déroulement des annexes se fait aisément; à gauche, cependant, on crève une petite poche purulente.

A l'examen on trouve, des deux côtés, des lésions suppurées.

La malade est sortie guérie un mois après.

OBSERVATION VIII

Marie D..., opérée antérieurement d'une hématocèle rétro-uté-
rine, par l'incision du cul-de-sac postérieur.

Depuis, son état s'est aggravé; elle a sans cesse des poussées de
fièvre; un peu de sang mêlé de pus s'écoule par le vagin; le ventre
est douloureux.

Elle entre à l'hôpital Laënnec pâle et très faible. Au toucher
on trouve dans les deux culs-de-sac de l'empâtement.

Opération le 30 septembre 1898.

Laparotomie: les annexes sont malades, les droites beaucoup
plus que les gauches.

Tout le cul-de-sac droit est rempli par des adhérences où il est
difficile de se reconnaître.

Section médiane et extirpation des deux annexes sans difficultés.

Drainage.

L'incision ancienne du cul-de-sac postérieur du vagin pénètre
dans une poche occupant le fond du cul-de-sac de Douglas et
limitée par des fausses membranes et des adhérences, qui, à ce
niveau, englobent également les annexes droites.

Dans cette poche purulente, peu volumineuse, s'ouvre la

trompe droite; dans celle-ci est un caillot assez volumineux, infecté, mais qui présente une partie tout à fait récente.

Il y a en effet en un point une hémorragie peu abondante mais continue qui suinte par le pavillon de la trompe dans la cavité de la poche et de là dans le vagin.

La guérison se fait très rapidement et la malade sort guérie.

Revue en mars 1900. Va très bien. Rien au côté du bassin. Quelques troubles aux époques des règles.

Observation IX

Madeleine R..., 18 ans, modiste, entre à l'hôpital Laënnec le 27 octobre 1898.

Son histoire apprend qu'elle a souffert il y a un an, en urinant; depuis lors elle a perdu en blanc, ses règles sont devenues capri-cieuses; elle a eu des douleurs dans le bas-ventre.

Au toucher, empâtement considérable du cul-de-sac postérieur et des culs-de-sac latéraux.

Opération le 31 octobre. Laparotomie : l'épiploon est adhérent aux annexes et au fond de l'utérus, on l'en sépare après quelques ligatures. Le fond de l'utérus est saisi avec deux pinces: refoule-ment de la vessie après incision du péritoine pré-utérin. La section médiane se fait sans incidents.

A droite, la décortication des annexes se fait facilement mal-gré des adhérences étroites: une petite poche purulente est rom-pue au cours des manœuvres.

A gauche, après désinsertion du vagin, on remonte avec le doigt, le long du bord gauche de l'utérus dans un tissu cicatriciel où on rencontre l'uretère : celui-ci apparaît à nu, sur une longueur de 8 à 10 centimètres. Lorsque la moitié utérine est renversée, les annexes gauches qui sont très adhérentes sont peu à peu isolées des parties voisines. Elles remplissent complètement le fond du cul-de-sac de Douglas. Elles se déroulent sans accident et on les enlève après section du pédicule utéro-ovarien. Quelques ligatures.

A droite un surjet péritonéal est pratiqué bien qu'irrégulier. A gauche ce surjet est impossible, le péritoine n'existant pour ainsi dire plus.

Drainage vaginal. Durée de l'opération : 45 minutes. Les suites sont excellentes, la malade est guérie le 22 novembre.

Observation X

Denise D..., 26 ans, entre à la maison Dubois le 19 octobre 1898. Pertes blanches depuis 15 ans.

Mariée à 19 ans.

A 20 ans, un accouchement normal.

Depuis son mariage, ressentait souvent, quand elle était fatiguée, des douleurs dans le bas-ventre.

Il y a trois mois sont survenues des douleurs abdominales assez vives; le 1er octobre, la malade a eu, en dehors de ses règles, une perte de sang très abondante à la suite de laquelle elle a gardé le lit. La perte a duré 5 jours; elle s'est accompagnée de fièvre, de douleurs violentes. Depuis huit jours, mieux sensible; mais les douleurs et la température persistent.

Au toucher on sent de l'empâtement des culs-de-sac, plus marqué à gauche ; à droite, peu de chose.

Opération le 4 novembre 1898. — Laparotomie; après avoir ouvert le ventre, les annexes gauches paraissent très volumineuses, l'incision est prolongée vers le haut, un peu au delà de l'ombilic.

A gauche : poche refoulant l'utérus vers le côté droit, du volume d'un gros poing.

A droite : annexes augmentées de volume.

Le fond de l'utérus est saisi et attiré; décollement de la vessie l'hémisection est pratiquée sans peine : on commence la décortication pas le côté droit, les annexes viennent facilement.

Du côté gauche, la moitié utérine se détache bien de la poche à laquelle elle adhère faiblement : celle-ci est très adhérente au cul-de-sac de Douglas, au petit bassin; les manœuvres entraînent la rupture d'une petite collection.

L'opération est terminée par l'hémostase de la surface des adhérences, qui saigne abondamment.

Toilette du péritoine.

Drainage vaginal.

Un mois après, la malade sort guérie, pas d'incidents.

Observation XI

X..., 35 ans, opérée le 24 novembre 1898, à la maison Dubois.

Il s'agit d'une femme très grasse, ayant depuis quelque temps des accidents aigus dus à des suppurations pelviennes, bilatérales.

Depuis quelques jours, la fièvre est assez élevée (39°).

Laparotomie. — L'épaisseur des parois rend l'opération difficile.

Lésions très étendues des deux côtés, très bas situées. L'utérus est difficile à reconnaître, au milieu de poches peu distinctes.

Le cul-de-sac postérieur est comblé.

La section médiane se fait d'abord très bien; mais il est impossible de suivre jusqu'au bout la cavité utérine. Il y a en effet une coudure brusque du col utérin. La cavité est perdue et la moitié utérine droite est sectionnée au niveau de l'isthme. La section est répétée de l'autre côté; on fait ainsi une hystérectomie supravaginale. Cette section transversale de l'utérus se fait aisément et une fois l'utérus sectionné on peut des deux côtés libérer les annexes. Celles-ci sont extrêmement adhérentes, remplies de pus et se rompent des deux côtés.

L'opération a duré une heure et a été très laborieuse; on draine par le cul-de-sac postérieur. La paroi abdominale est suturée en entier.

La malade meurt de péritonite quatre jours après.

Observation XII

L'observation de cette malade a été égarée. Il s'agissait d'une femme jeune atteinte de métro-salpingite double. Hémisection, guérison sans incidents.

Observation XIII

Marcelle M..., 22 ans, a subi déjà, le 4 août 1896, une laparotomie pour annexite droite. Les annexes gauches ont été conservées. — Grossesse consécutive et accouchement à terme.

Présente des troubles du côté gauche, on constate une annexite des plus nettes.

Le 22 juillet 1899. — Laparotomie.

Hémisection. — Aucun incident. L'opération est très simple. Guérison.

Observation XIV

Éliane L..., 20 ans, entrée à la Charité, le 15 juillet 1899.

Réglée à 11 ans.

Accouchement normal en 1896.

En 1897, fausse couche de 2 mois suivie de métrorragies pendant un mois, puis de pertes blanches très abondantes.

Se soigne pendant trois mois pour salpingite.

Calme pendant 10 mois.

En 1898, nouvelle fausse couche de 6 mois.

Métrorragies très abondantes, à la suite de cette dernière fausse couche.

Au toucher ; le col est déchiré ; l'utérus est mobile.

A droite, dans le cul-de-sac, masse dure, irrégulière, descendant très bas, du volume d'une orange.

A gauche, tuméfaction du volume d'un œuf donnant nettement la sensation de fluctuation.

Le 7 août. — Laparotomie.

Les annexes sont manifestement malades des deux côtés.

Les annexes gauches sont adhérentes à l'S iliaque ; on détache ces adhérences : après quoi, le fond de l'utérus est saisi avec deux pinces. — Hémisection : thermocautérisation. Désinsertion du vagin.

Les annexes très adhérentes au fond du petit bassin se laissent facilement attirer.

Drainage vaginal.

La malade sort parfaitement guérie le 31 août.

OBSERVATION XV

F..., 28 ans, couturière, entrée le 1ᵉʳ août 1899 à la Charité.

Mère morte de néoplasme utérin à 34 ans.

Père mort accidentellement à 64 ans.

A été réglée à 12 ans ; les règles ont été normales jusqu'à 21 ans, époque à laquelle on a pratiqué une double ovariotomie pour salpingites suppurées.

La maladie actuelle remonte à un an environ. Depuis son opération, la malade éprouvait de légers malaises et des douleurs au niveau du bas-ventre, il y a un an, sont apparues des pertes jaunes, très abondantes depuis trois mois surtout ; depuis trois mois également, la malade éprouve de violentes douleurs continues, exagérées le soir et la nuit, irradiées vers les reins, l'obligeant à garder le repos. Plus d'appétit. Étourdissements. Amaigrissement considérable.

Depuis dix jours sueurs nocturnes. Ni toux, ni hémoptysies. Rien à l'auscultation.

État actuel. — Pertes blanches abondantes.

Douleurs très violentes au niveau de la fosse iliaque droite avec irradiation dans la cuisse du même côté, jusqu'au genou et dans les lombes.

A la palpation, la fosse iliaque présente sa souplesse normale mais est douloureuse à la pression.

Au toucher, l'utérus est mobile, on ne trouve rien dans les culs-de-sac : le droit est douloureux.

Le col de l'utérus est gros, légèrement induré, déchiré, douloureux.

Opération le 21 août. — *Laparotomie médiane.* — On découvre l'appendice qui est normal. L'utérus est volumineux : il reste un morceau d'ovaire droit et de la trompe adjacente.

Hémisection de l'utérus et hystérectomie sans difficultés.

Drainage par le vagin.

La malade sort le 20 septembre guérie, n'ayant plus de douleurs.

OBSERVATION XVI

Joséphine C..., opérée le 21 août 1899 pour une tumeur salpingienne gauche ancienne.

Laparotomie. — Les annexes sont également malades à droite.

Hémisection sans incidents ; l'opération se fait facilement malgré des adhérences intimes des annexes gauches au fond du petit bassin.

Drainage vaginal.

Les annexes sont semées de granulations tuberculeuses et remplies de masses d'aspect fongueux.

La température monte progressivement jusqu'à 41°5, le troisième jour ; la malade meurt dans le coma sans présenter de symptômes péritonéaux.

A l'autopsie, rien dans le ventre.

Méningite tuberculeuse avec granulations abondantes.

OBSERVATION XVII

E. B..., 27 ans, domestique, entrée le 5 août 1899, à la Charité.

Antécédents. — A eu une fluxion de poitrine il y a 5 ans.
Réglée à 15 ans.

Accouchée le 24 mai 1898 d'un enfant vivant et bien portant,
né à 8 mois.

Depuis lors, elle souffre de douleurs dans les reins et dans le
bas-ventre, elle a des pertes blanches et rouges abondantes et continuelles.

Actuellement, les douleurs persistent, mais moins violentes,
grâce au repos. Les pertes sont également moins abondantes.

A la palpation, le ventre paraît normal.

Au toucher, le col est volumineux ; le cul-de-sac droit est
rempli par une tumeur volumineuse. A gauche, on trouve de l'empâtement.

Opération le 1ᵉʳ septembre 1899. — *Laparotomie.* — On
constate une salpingite double volumineuse. On fait la section
médiane sans difficultés. Les deux poches sont extirpées sans incidents.

Drainage vaginal.

Suites opératoires très simples.

La malade sort guérie le 26 septembre.

OBSERVATION XVIII

C. L..., 25 ans, employée de commerce, entre à la Charité, le 5
septembre 1899.

Antécédents. — La malade avait des pertes blanches depuis
longtemps, lorsqu'elle fut prise, subitement, de violentes douleurs
dans le côté droit du bas-ventre. La malade dut garder le lit pendant 15 jours. — Pendant une huitaine de jours, pertes teintées
en jaune, très abondantes et venant (au dire de la malade) par le
rectum.

Il y a un an et demi, douleurs vives à la miction.

Peu de temps après, la malade entrait à l'hôpital pour une salpingite droite. Repos au lit, pas d'opération.

Dans la suite, elle a toujours eu des douleurs. Au mois de décembre dernier, bartholinite à gauche.

Depuis quelque temps, les douleurs dans le bas-ventre augmentent surtout à gauche. Pas de température.

Examen local. — A gauche, tumeur assez volumineuse remontant à trois travers de doigt au-dessus du pli de l'aine, faisant saillie sous la paroi abdominale. Cette tumeur est très douloureuse.

Au toucher, on trouve dans le cul-de-sac gauche une tuméfaction faisant corps avec la tumeur que le palper a révélée.

A droite, on trouve de l'empâtement dans le cul-de-sac.

Opération le 13 septembre 1899. — *Laparotomie.* — On constate à gauche une tumeur transparente ; à droite, une tumeur du volume du poing avec des adhérences à l'intestin recouvrant les annexes et le fond de l'utérus.

Ponction, puis incision de la poche gauche ; issue de liquide séreux.

On va à la recherche du fond de l'utérus ; on détache quelques adhérences intestinales solides ; entre la vessie, les intestins, la poche droite, et le fond de l'utérus est une poche purulente qui se crève et dont le pus s'écoule en partie.

Le fond de l'utérus étant très difficile à trouver, on sépare de dedans en dehors la poche gauche et on l'enlève non sans difficultés : du pus s'écoule.

On voit alors le fond de l'utérus. Section médiane simple. Thermocautérisation de la cavité.

Extirpation de la moitié droite et des annexes correspondantes sans qu'il y ait d'hémostase à faire au niveau de l'utérine.

Extirpation de la moitié gauche et déroulement d'un kyste inclus dans le ligament large : le rectum est très adhérent ; on le détache avec soin.

Ligature de l'utérine gauche.

Drainage vaginal.

Le péritoine est reconstitué, à gauche seulement.

Durée de l'opération : une heure.

Le lendemain matin : la température est à 38°,5. Le pouls à 140. La malade meurt le soir de péritonite.

OBSERVATION XIX

M. S..., blanchisseuse à Boulogne-sur-Seine.

Lésions annexielles doubles.

Laparotomie le 19 septembre 1899.

Annexites doubles avec adhérences intimes dans tout le petit bassin.

Section médiane de l'utérus, désinsertion du vagin. Décollement des annexes.

Drainage vaginal.

Sort guérie sans incident.

OBSERVATION XX

G. H..., 39 ans, opérée le 3 octobre 1899, à la Charité, pour une salpingite double.

Il y a deux ans, a eu une incision du cul-de-sac postérieur. Actuellement, elle vient à l'hôpital pour des douleurs très violentes dans le bas-ventre.

Au toucher, on sent dans les culs-de sac postérieur et latéraux de la tuméfaction douloureuse.

Le 3 octobre. — Laparotomie.

On trouve des lésions bilatérales des annexes.

Les trompes sont volumineuses, du volume d'un œuf, distendues par du liquide séreux.

Section médiane : sans difficultés.

Thermocautérisation de la cavité utérine.

La moitié droite de l'utérus et les annexes correspondantes sont enlevées facilement.

A gauche, même manœuvre : il y a des adhérences au rectum ; on les libère sans difficultés.

On applique 2 ligatures sur les utérines, et sur les pédicules utéro-ovariens.

Drainage vaginal. Le péritoine du petit bassin est refermé.

Suture de la paroi par trois plans.

Durée de l'opération : une demi-heure.

Guérison sans incident.

Observation XXI

S..., 27 ans, entrée à la Charité, le 12 octobre 1899.

A été réglée à 14 ans. A eu deux accouchements normaux, bien que le dernier ait été suivi de pertes ayant duré trois mois.

Le début de son affection remonte à 1895. A cette époque, à la suite de son accouchement, elle a eu des métrorragies abondantes s'accompagnant de douleurs abdominales. Cet état persiste jusqu'en février 1896 : on pratique alors un curettage. Amélioration pendant quatre mois ; puis nouvelle rechute avec douleurs abdominales.

Depuis lors, la malade dit avoir souffert à peu près sans interruption.

Examen : A la palpation, le ventre est souple ; on provoque de la douleur, un peu au-dessus du pubis et dans la fosse iliaque droite. Pas de tuméfaction.

Toucher : Le cul-de-sac antérieur est libre. Le col présente des cicatrices. L'utérus est mobile.

Le cul-de-sac postérieur est libre. Dans les culs-de-sac droit et gauche on trouve une grosseur du volume d'une grosse noix.

Opération le 18 octobre. — *Laparotomie.* — Section médiane de l'utérus. Thermocautérisation avec la grande lame.

La moitié gauche de l'utérus est enlevée avec les annexes correspondantes ; mais la trompe est crevée et il s'écoule du pus.

A droite, on décortique les annexes qui sont adhérentes au rectum. On crève une petite poche.

Hémostase des utérines et des pédicules tubo-ovariens.

Drainage vaginal.

Suture de la paroi par trois plans.

La malade sort guérie le 21 novembre 1899.

OBSERVATION XXII

Augusta H..., 36 ans, entre le 13 octobre 1899 à la Charité.

Début, il y a 3 mois et demi. A cette époque, la malade se marie, c'est depuis lors qu'elle est malade.

A ce moment, elle a eu des pertes blanches ; pas de douleurs à la miction.

Douleurs du côté gauche, s'irradiant vers la région lombaire.

La malade est examinée à son entrée.

Le ventre est souple, légèrement ballonné.

Au toucher, on trouve, à gauche, une masse assez volumineuse, à droite, de l'empâtement.

Opération le 20 octobre 1899. — Laparotomie. — Les lésions sont doubles. Décollement de la vessie.

Hémisection de l'utérus et thermocautérisation de la cavité ; la libération des annexes se fait facilement.

La malade sort le 14 novembre en très bon état.

OBSERVATION XXIII

Marcelle B..., 28 ans, couturière, opérée le 4 janvier 1900, à l'hôpital Laënnec.

Souffre depuis plusieurs années. Au toucher, on trouve des lésions très nettes à droite, douteuses à gauche.

Laparotomie : les deux côtés sont malades ; le cul-de-sac de Douglas est occupé par les annexes très adhérentes.

On pratique la section médiane jusqu'au niveau du col (hystérectomie subtotale).

Extirpation de chaque moitié avec les annexes qui sont décol-
lées par dessous. Grande facilité malgré les adhérences.

Le col est laissé en place, sa cavité est touchée au thermocautère. On le recouvre par un surjet péritonéal.

Drainage par le cul-de-sac de Douglas et le vagin.

Guérison sans incidents.

Telle est la statistique intégrale de M. Faure, pour les
suppurations pelviennes opérées par hémisection. Parmi
elles nous avons fait rentrer deux ou trois hystérectomies
secondaires, après extirpation partielle des annexes.

Parmi ces observations il en est plusieurs, en particulier les n°s 1, 3, 4, 5, 10, 11, qui étaient extrèmement
compliquées. Une seule (Observation XI) ne put être terminée correctement et on fit la supravaginale, ne pouvant parvenir à retrouver la cavité utérine perdue.

L'observation 23 a été également une supravaginale
faite de propos délibéré.

Ces 23 observations ont donné 20 guérisons et 3
morts. C'est une proportion qui peut paraître forte. Mais
sur ces trois morts il en est une, observation 16, qui est
survenue à la suite d'une méningite tuberculeuse des
plus caractérisées, sans aucune lésion péritonéale. C'est
là un accident imprévu et qui, bien que causé directement par l'opération, ne peut entrer en ligne de compte.

Restent donc 22 hystérectomies avec deux morts, soit
9 pour 100.

Ces deux femmes sont mortes d'infection péritonéale.

La première (Observation XI) avait eu une opération

fort compliquée, et c'est même la seule qui n'ait pu être terminée par une hémisection régulière. Cette femme était, au moment où elle a été opérée, en proie à des accidents aigus et portait des lésions virulentes. De plus, ses collections purulentes tendaient à descendre vers le vagin. Elle aurait dû être opérée par la voie vaginale, et il est probable qu'une hystérectomie vaginale l'aurait guérie. Mais, si sa mort doit être attribuée à ce qu'on a fait une intervention abdominale, elle ne saurait, en tous cas, être imputée au procédé, et il est absolument certain que l'infection est venue, non d'une cavité utérine passée au thermo-cautère, mais bien d'une des poches remplies d'un pus virulent qui ont été ouvertes au cours de l'opé-ration.

Loin d'incriminer la section médiane, nous savons au contraire que, dans ce cas particulier qui était un des plus compliqués que nous ayons vus, elle a permis de terminer une opération, qui, sans elle, serait peut-être restée inachevée. Et, si dans ce cas, il faut déplorer d'avoir choisi la voie abdominale, on ne peut que se louer d'avoir eu recours à l'hémisection utérine.

L'autre malade qui a succombé à une péritonite (Observation 18) a été rapidement enlevée par des acci-dents aigus. Chez elle encore nous ne pensons pas qu'il soit permis de rendre responsable de sa mort le procédé employé. L'inoculation mortelle est certainement venue d'un abcès à pus de mauvais aspect qui siégeait entre le fond de l'utérus, la trompe et l'intestin, et qui s'est ouvert dès le début de l'opération, au moment où on décollait l'anse intestinale adhérente. Il est vraisemblable, bien qu'aucun examen bactériologique n'ait été fait, que le pus de cet abcès était très virulent et que c'est à lui qu'on doit attribuer l'inoculation péritonéale. Nous nous refusons, pour notre part, après avoir vu ce que nous avons vu, à en rendre le procédé responsable.

Voici donc deux malades qui ont succombé sans que l'hémisection utérine puisse être accusée d'avoir causé leur mort. En revanche, il est permis de penser que quelques-uns des cas extrêmement compliqués qui ont guéri auraient peut-être présenté des accidents graves, si cette manœuvre n'avait permis de terminer heureusement des opérations difficiles et qui au premier abord paraissaient presque impraticables.

Ce procédé, tout en étant aussi bénin que les autres, permet donc d'exécuter avec une facilité remarquable des opérations souvent difficiles par d'autres méthodes. Il permet même de mener à bien des opérations à peu près impossibles par tous les autres procédés, et nous pensons avoir le droit de dire que si, dans les cas simples où tous les procédés sont bons, il est seulement plus simple et plus rapide que les autres, dans les cas très compliqués, il leur devient infiniment supérieur.

L'HÉMISECTION UTÉRINE DANS LE CANCER

L'hémisection utérine ne doit être employée que dans le cancer du col. Dans le cancer du corps utérin, il est de toute évidence qu'il est préférable d'enlever l'utérus en un seul bloc.

Mais pour le col il n'en est pas de même.

L'opération ne diffère en rien de celle qui a été décrite plus haut. Mais elle n'est pas aussi simple, au moins en général, que dans le suppurations annexielles : il est en effet souvent très difficile de faire sur le col hémisectionné une prise sérieuse. Il se déchire sous les pinces et on peut avoir ainsi quelques difficultés.

Nous pensons cependant, avec J. L. Faure que l'hémisection utérine est encore ici le procédé de choix. Elle permet en effet, comme dans les suppurations annexielles, d'arriver facilement et sûrement dans le vagin, quel que soit l'état du col. Il faut seulement faire attention en avant, en cas d'envahissement de la vessie par le néoplasme. Mais, en tout cas, le vagin se trouve avec la plus grande facilité, tandis que dans tous les autres procédés lorsque le fond du petit bassin, au niveau de la base des ligaments larges, est plus ou moins infiltré par le néoplasme, lorsqu'on ne sait pas au juste où se trouve l'uretère englobé par le mal, il est souvent fort difficile d'aborder le vagin au niveau de ses culs-de-sac.

De plus, surtout lorsqu'on l'aborde par le cul-de-sac latéral, on court grand risque de blesser l'uretère. Par l'hémisection, au contraire, on sait exactement où le trouver. On aborde toujours le vagin sur la ligne médiane, entre les deux uretères. On sait donc qu'on les trouvera toujours en dehors, en disséquant vers la paroi pelvienne, et c'est déjà un grand avantage.

Quant au reproche qu'on a fait à l'hémisection de trancher le néoplasme et de favoriser la greffe cancéreuse, nous le considérons comme sans valeur. Bien plus, nous prétendons, avec J. L. Faure, que c'est par ce procédé qu'on le morcelle le moins. Il est impossible par quelque procédé que ce soit, dans un cancer du col, de pratiquer une hystérectomie abdominale totale sans déchirer le col, sans le déchiqueter, sans arracher des morceaux du néoplasme. On le dilacère d'autant plus qu'on a moins de facilité à l'enlever, et à cause des facilités que donne l'hémisection, nous pensons précisément que son emploi permet de réduire à leur minimum les déchirures du col et les greffes qui peuvent en résulter.

D'ailleurs l'expérience est là et à lire les observations qui nous ont été communiquées par M. Faure, il ne semble pas qu'il ait eu lieu de se repentir d'avoir employé son procédé dans les cas de cancer. Bien au contraire, et les résultats qu'il a obtenus ne sont pas faits pour y faire renoncer.

Cancers du col utérin.

Observation XXIV

Camille D..., 33 ans, entre le 18 avril 1898 à Laënnec.

On constate un épithélioma du col, le vagin et la base des ligaments larges semblent envahis.

Opération le 23 avril. Laparotomie et hystérectomie par section médiane ; au niveau du col on rencontre quelques difficultés ; l'extirpation est faite aussi largement que possible.

Le 21 mai la malade sort guérie. La cicatrice paraît souple.

Au mois d'août elle revient et on constate dans le fond du vagin une récidive qui marche rapidement. La malade rentre chez elle, un mois après, dans un état très grave.

Observation XXV

X..., 56 ans, entre le 9 septembre 1898. On constate un cancer du col ayant envahi le vagin et ses culs-de-sac.

Opération le 12 septembre 1898. On fait l'hystérectomie totale par section médiane. A gauche l'extirpation de tout le néoplasme ne peut pas être faite, l'uretère est envahi, on le dissèque ; mais l'extirpation totale paraît irréalisable. A droite pas de difficultés. On fait un drainage abdomino-vaginal.

Le 16 septembre. Mort avec des symptômes de péritonite.

Observation XXVI

Mme N..., entrée à l'hôpital Laënnec pour cancer du col de l'utérus absolument inopérable par le vagin.

Le 23 septembre 1898, laparotomie, hystérectomie par section médiane sans difficulté particulière. La base des ligaments larges est envahie, on l'extirpe ainsi que la partie supérieure du vagin.

Extirpation de ganglions iliaques des deux côtés.

Les uretères qui sont compris dans une gangue néoplasique sont disséqués sur une hauteur de 10 centimètres.

Suites des plus simples. La malade sort guérie un mois après

On la revoit en parfait état en août 1899. En février 1900, elle pèse 6 livres de plus qu'avant le commencement de sa maladie. Pas trace de récidive.

OBSERVATION XXVII

Madeleine M..., 42 ans.

Opérée à l'hôpital Laënnec le 3 avril 1899.

Femme mariée, mère de 3 jeunes filles bien portantes. Ses parents sont en vie et bien portants.

Six mois après son entrée à l'hôpital elle a été prise de pertes sanguinolentes à peu près continuelles. Elle avait auparavant une très bonne santé, était parfaitement réglée.

Cancer tout à fait inopérable par le vagin.

Laparotomie : hystérectomie par hémisection, on a quelques difficultés au niveau du col qui est extrêmement friable. Les uretères sont disséqués. Il n'existe pas de ganglions sensibles.

Guérison sans accidents.

La malade a été revue le 13 mars 1900. Sa santé générale est parfaite. Pas de récidive locale appréciable.

OBSERVATION XXVIII

Angélique D..., 38 ans, domestique, entrée à la Charité le 9 octobre 1899.

Au mois de juillet dernier, la malade a commencé par avoir des

écoulements glaireux teintés de sang. Peu à peu, ces écoulements
sont devenus roussâtres et fétides.

Pas de douleurs. Amaigrissement.

Au toucher, on sent le col utérin envahi par une masse fon-
gueuse qui en fait le tour et qui a envahi la muqueuse vaginale
voisine, surtout dans le cul-de-sac postérieur.

L'utérus paraît mobile.

Le 13 octobre, on fait un curettage des bourgeons cancéreux.

Le 16 octobre, laparatomie.

On commence par faire la ligature provisoire des deux hypo-
gastriques.

Section médiane de l'utérus et ablation.

Le vagin est reséqué assez bas, bien au delà de la limite du
cancer.

On enlève deux ganglions, l'un à droite, volumineux, à la base
des gros vaisseaux, l'autre plus petit à gauche.

Pendant l'opération, l'écoulement sanguin est insignifiant.

La ligature de l'hypogastrique est enlevée à droite et main-
tenue à gauche.

Drainage vaginal. Suture complète de la paroi.

Le 14 novembre, la malade sort en parfait état.

La malade a été revue le 13 mars 1900. Son état général est
mauvais. Le teint est jaune paille. Les forces ne sont pas revenues.
Par le toucher vaginal on trouve au fond du vagin, sur la cicatrice
deux bourgeons durs suspects. La récidive est probable, bien
qu'il n'y ait aucun empâtement autour de ces bourgeons et que
les culs-de-sac vaginaux soient libres.

Nous ne saurions trop appeler l'attention sur ces
résultats. Une mort sur cinq malades, lorsqu'il s'agit
d'une affection aussi grave que le cancer, cela n'a rien
d'excessif, d'autant plus qu'il s'agissait là de cas
graves avec envahissement des culs-de-sac et inopéra-
bles par le vagin. Bien plus, et ne fût-ce que pour oppo-

ser un argument de fait aux chirurgiens qui craignent
que l'ouverture de l'utérus ne constitue une source d'infection grave possible, nous ferons remarquer que
pour les autres cancers de l'utérus opérés par M. Faure
par des procédés autres que l'hémisection, la mortalité
a été sensiblement plus forte. Nous savons bien que tous
les cas ne sont pas comparables entre eux, et que la na-
ture du procédé employé n'a peut-être été pour rien
dans ces résultats. Il n'en est pas moins vrai que ceux-
ci ayant été obtenus par le même chirurgien, il est
intéressant de constater que loin d'assombrir la statistique, l'hémisection accompagne la série de malades chez
lesquelles les résultats ont été de beaucoup les plus brillants. Sur quatre malades ayant survécu à l'opération, une a
succombé au bout de quelques mois à une récidive immédiate, cela est vrai ; une seconde, au bout de cinq mois
est en récidive probable. Mais les deux autres, c'est-à-
dire la moitié, ont bénéficié de leur opération d'une
façon vraiment extraordinaire. La première surtout
(Obs. XXVI) a été opérée dans des conditions détestables,
pour un cancer qui, il est vrai, était encore mobile, mais
qui avait envahi les culs-de-sac. On ne pouvait songer
à l'opérer par le vagin, car l'opération eût été fatalement
incomplète. Les deux uretères étaient englobées dans le
néoplasme et il a fallu les dissiquer sur près de dix centimètres de chaque côté. Il y avait des ganglions pelviens
qu'on a enlevés et les gros vaisseaux étaient à nu. Cette
malade qui semblait vouée à une récidive immédiate est
guérie depuis 18 mois et dans un état de santé magni-
fique, à tel point qu'elle pèse six livres de plus qu'avant sa

maladie. La seconde (Obs. XXVII), bien qu'un peu moins avancée au moment de son opération, était cependant, elle aussi, inopérable par le vagin. Aujourd'hui au bout d'un an, il n'y a pas trace de récidive. On ne peut nier que ce soient là de beaux résultats, et que seule dans des cas aussi avancés, peut donner l'hystérectomie abdominale.

INDICATIONS EXCEPTIONNELLES
DE L'HÉMISECTION UTÉRINE

En dehors des suppurations annexielles et du cancer du col de l'utérus, il est des cas encore assez nombreux, dans lesquels l'hémisection utérine se présente comme une ressource précieuse. Ce sont ceux dans lesquels l'extirpation d'un utérus de dimensions normales, ou à peu près, apparaît comme nécessaire. Nous en trouvons quelques-uns dans les observations personnelles de M. Faure. C'est ainsi qu'il a été conduit à employer l'hémisection dans deux cas de fibromes, qui, il est vrai, étaient de petit volume, dans un cas où l'utérus n'avait rien, mais où il a été nécessaire de l'enlever pour drainer un petit bassin rempli de kystes hydatiques, et enfin, dans un cas de péritonite diffuse consécutive à une perforation utérine.

Dans certaines tumeurs adhérentes à l'utérus il peut devenir nécessaire de sacrifier celui-ci. C'est ainsi que nous avons eu l'occasion d'assister à deux opérations de kystes inclus dans le ligament large. Les difficultés de l'opération furent telles qu'il fallut, pour la rendre possible, recourir à l'hystérectomie préalable.

Cette conduite n'est évidemment légitimée que dans certains cas, et l'on n'a pas le droit, pour des raisons de facilité opératoire, de sacrifier ainsi tout l'appareil utéro-ovarien. Chez l'une des deux opérées, l'utérus était fibro-mateux. Chez l'autre, les annexes du côté opposé au kyste étaient malades. L'opération qu'il eût été absolument impossible de mener à bien sans hystérectomie fut singulièrement facilitée par l'hémisection de l'utérus. On put, grâce à elle, aborder les kystes par leur base, contourner leur zone d'implantation, et, pour ainsi dire, les dérouler.

OBSERVATION XXIX

Mme B..., 60 ans.

Bonne santé antérieure. Souffre dans le ventre depuis long-temps.

Au toucher tumeur abdominale énorme remontant très haut au-dessus de l'ombilic. On sent très nettement plusieurs masses volumineuses. Une dans la fosse iliaque droite, une dans la fosse iliaque gauche, une dans le petit bassin, remplissant le cul-de-sac postérieur et repoussant en haut et en avant le col dont la lèvre postérieure est effacée et semble faire corps avec la tumeur. Dans la région ombilicale est une tumeur grosse comme une tête d'adulte mais mobile et paraissant rattachée au reste de la tumeur abdominale par un pédicule.

Le diagnostic porté est celui de fibrome.

Opération le 7 décembre 1897.

Laparotomie sur le plan incliné.

Immédiatement je tombe sur la grosse tumeur mobile qui tient par un pédicule allongé à la masse qui remplit le bassin. Celle-ci paraît composée de plusieurs masses secondaires. A ce moment une de celle-ci s'éraille et laisse passer une vésicule hydatique. Nous sommes donc en présence de kystes hydatiques multiples de la cavité abdominale. Le premier est extirpé sans difficulté par la section de son pédicule. Un certain nombre, de volume variable (noisette, noix) et qui semblent semés dans le péritoine sont enlevés sans difficulté. Il en est de même d'un gros kyste remplissant la fosse iliaque droite. A gauche, il y a, entre un kyste volumineux et l'uretère, une adhérence intime. L'uretère est peu à peu disséqué et séparé de la tumeur jusque dans la région du rein. Mais il y a du côté du petit bassin des adhérences si intimes avec les autres organes que je suis obligé de marsupialiser le kyste. Trois gros kystes, sans compter les petits ont donc été extirpés ou marsupialisés. Mais le petit bassin, surtout au niveau du cul-de-sac de Douglas, est complétement envahi.

Dans la nécessité d'agir par le vagin pour ouvrir et surtout drainer le gros kyste du Douglas, et aussi pour faire un large drainage abdomino-vaginal, qui me paraît indispensable, je suis forcé de sacrifier l'utérus qui d'ailleurs est petit et parfaitement sain.

L'hémisection utérine est pratiquée sans aucune difficulté. Elle facilite tellement la section vaginale et l'extirpation de chaque moitié utérine que depuis le premier coup de ciseaux sur le fond de l'utérus, jusqu'à la section du second pédicule utéro-ovarien, il s'écoule à peine une minute et demie. Les tranches vaginales ne saignent pas.

L'extirpation de l'utérus permet d'enlever le kyste situé derrière lui. Le ventre est alors refermé et le gros kyste de Douglas est ouvert et drainé par le vagin.

L'opération a duré en tout 1 heure 45.

Après trois jours de suites en apparence bénignes, la malade a décliné et est morte le 6ᵉ jour, succombant évidemment à des accidents péritonéaux.

OBSERVATION XXX

Fibrome utérin.

Henriette G..., 41 ans, entre à l'hôpital Laënnec le 22 janvier 1897.

Réglée à l'âge de 15 ans.

Il y a 6 ans survint une ménorragie ; les règles durèrent une dizaine de jours. Depuis lors les règles sont irrégulières ; des hémorragies se produisent à tout propos. Ces pertes ont été le seul symptôme jusqu'à il y a 18 mois : à cette époque la jambe droite devint enflée et douloureuse ; cet œdème fit remettre à plus tard une opération qui devait être faite en juillet 1897 ; au mois d'août de la même année des accidents se déclarent du côté du ventre qui devient ballonné en même temps qu'apparaissent des vomissements, et un état fébrile ; à la suite de ces accidents, la jambe gauche enfle à son tour et les phénomènes abdominaux se calment.

Par le palper on sent une tumeur médiane, dure, mobile, atteignant à peu près à 2 travers de doigt au-dessous de l'ombilic.

La malade est vierge ; on se décide à pratiquer la laparotomie.

Le diagnostic porté est celui de fibrome avec phlébite double des membres inférieurs.

Opération le 11 avril 1898. Laparotomie médiane.

Le fibrome est attiré à l'aide d'un tire-bouchon ; le fond de l'utérus se déchire, laissant passer un fibrome intra-utérin du volume du poing. L'utérus dont le fond est complètement ouvert se rétracte alors et diminue beaucoup de volume. On fait l'hémi-section utérine, sans aucune difficulté ; chaque moitié d'utérus est enlevée après ligature et section du pédicule tubo-ovarien, en dedans des annexes tout près de l'utérus. Suture du péritoine par un surjet au catgut. Le vagin reste ouvert. Drainage vaginal, après hémostase soignée de la tranche vaginale.

Les suites sont excellentes. La malade se rétablit vite de son opération, l'enflure des jambes se résorbe lentement mais graduellement.

L'amélioration du côté des jambes a été progressive. Trois mois après son opération, la malade a commencé à marcher. Elle est restée encore longtemps dans un service de chronique à l'hôpital et elle est sortie complètement guérie et ayant à peu près complètement recouvré l'usage de ses jambes.

OBSERVATION XXXI

Marie H..., âgée de 31 ans, entre à la Maison Dubois, service de M. Ricard, le 1er novembre 1898.

La malade a toujours joui jusqu'en ces derniers jours d'une excellente santé. Elle n'a jamais remarqué rien d'anormal du côté de son ventre. Elle n'a jamais souffert à ce niveau. Les règles étaient régulières, duraient 3 ou 4 jours et étaient d'abondance normale. Dans l'intervalle, la malade n'avait aucune perte. La malade n'a jamais eu d'enfants ni fait de fausses couches.

Le début des accidents fut brusque, le jeudi 27 octobre. La malade raconte qu'elle fut brusquement réveillée à 5 heures du matin par une douleur extrêmement vive siégeant au niveau du bas-ventre et ayant son maximum à droite. Cette douleur s'accompagna presque immédiatement de vomissements alimentaires et bilieux.

Un médecin appelé prescrivit un purgatif à la suite duquel se produisirent 3 selles peu abondantes. Depuis ce moment la malade n'a plus rendu de matières par l'anus mais a continué à émettre des gaz. L'état alla en s'aggravant, les vomissements persistèrent et prirent le caractère porracé (note du médecin), la douleur devint plus diffuse. La fièvre apparut oscillant autour de 39. Sur les conseils de son médecin, la malade entre à la maison Dubois le 1er novembre à 2 heures de l'après-midi. M. Faure, chirurgien de garde, est immédiadement appelé et la voit 1 heure et demie après son entrée.

Le faciès est un peu altéré et présente à un léger degré le type péritonéal. Le pouls est petit et rapide, à 130. La température est de 38°,8.

La malade se plaint de vives douleurs dans le ventre.

A l'inspection celui-ci est ballonné et on note l'existence d'une saillie visible au-dessous de l'ombilic et dans la fosse iliaque droite.

La palpation permet de reconnaître la présence d'une masse de consistance très dure qui occupe l'hypogastre et la fosse iliaque droite. Par en haut, elle reste à 1 travers de doigt au-dessous de l'ombilic. En bas et à droite, elle surmonte de 2 travers de doigt l'arcade crurale. La palpation provoque sur toute l'étendue de cette tumeur une douleur extrèmement marquée.

Le toucher vaginal montre les culs-de-sac postérieur et latéral droit remplis par une masse dure peu douloureuse. L'utérus paraît immobilisé.

En présence de ces symptômes, M. Faure pense à une collection purulente d'origine probablement appendiculaire malgré son siège élevé. Il se résout à une intervention d'urgence.

Incision suivant le grand axe de tumeur. Verticale d'environ 14 centimètres à 2 travers de doigt en dehors de la ligne blanche. Après section de la paroi abdominale on arrive sur une tumeur dépassant le volume du poing, de coloration violacée, reliée à l'utérus par un court pédicule. M. Faure reconnaît immédiatement qu'il s'agit d'un fibrome sous-péritonéal pédiculé. Il saisit la tumeur, l'isole en la détachant des adhérences peu résistantes qu'elle présentait avec les anses intestinales et l'attire au dehors.

Il constate que le pédicule est grêle ne dépassant pas le volume du petit doigt. De plus il est tordu sur son axe (1 tour environ). Un clamp étant placé sur le pédicule la tumeur est sectionnée. M. Faure examine la cavité abdominale, il trouve les anses grêles, vascularisées, présentant quelques adhérences et une petite quantité de liquide hématique dans le péritoine. Explorant l'utérus il reconnaît que celui-ci a son volume normal mais qu'il présente à droite 2 petits fibromes sous-péritonéaux pédiculés ayant le volume d'une châtaigne et 1 à gauche plus petit. M. Faure pratique l'énucléation de ces fibromes sans aucune difficulté, mais voyant que l'hémostase se fait difficilement, il se résout à faire l'hystérectomie totale.

La malade est placée dans la position de Trendelenburg. Après décollement de vessie en avant, l'utérus est incisé sur la ligne médiane, aux ciseaux, de haut en bas jusqu'au vagin.

La portion droite de l'utérus divisée ainsi dans sa totalité est enlevée de bas en haut après section du col. Les ovaires absolument sains sont laissés en place. On place une ligature au catgut sur le pédicule utéro-ovarien. On examine ensuite l'utérine, celle-ci ne donnant pas de sang aucune ligature n'est appliquée de ce côté (droit).

Du côté gauche il est procédé de la même façon mais 2 ligatures sont appliquées sur l'utérine.

Un surjet est placé sur la tranche vaginale postérieure.

L'opération est alors terminée par l'introduction d'une mèche au niveau de l'orifice supérieur du vagin, qu'un aide attire dans le vagin.

Fermeture de la paroi abdominale. Injection de sérum.

Après l'opération la température continua à se maintenir élevée, aux environs de 39° sans rémissions matinales, le pouls petit et fréquent (120-130). La malade n'eut aucun vomissement, n'accusait que peu de douleur.

Elle succomba le jeudi 3 novembre dans la soirée.

Observation XXXII

X..., 24 ans.

Fausse couche probablement provoquée huit jours auparavant. Depuis deux ou trois jours l'état s'aggrave ; le 28 janvier au matin, phénomènes d'infection grave, vomissement porracés, ballonnement du ventre, pouls petit, facies grippé. Il paraît évident que la malade commence une péritonite. Pensant à quelque rétention placentaire, je pratique le curettage. Mais dès l'introduction de la curette un flot de sang sort de l'utérus. J'introduis une curette qui pénètre immédiatement tout entière. Je songe à une perforation utérine possible, et j'interromps l'opération, après quelques très légères manœuvres de curettage.

Dans l'après-midi l'état s'étant aggravé, je l'opère à 4 heures du soir. Elle paraît mourante.

Laparotomie le 28 janvier 1900.

Liquide louche dans le ventre. Péritonite évidente. L'utérus est perforé et les intestins adhérents à la perforation par des fausses membranes épaisses. La perforation est donc ancienne.

Hémisection utérine. L'utérus est très friable et chaque moitié est saisie avec des pinces à kystes. La section utérine est faite jusqu'au-dessus du vagin, d'ailleurs avec la plus grande facilité.

L'hystérectomie subtotale terminée, drainage par le cul-de-sac de Douglas, par une incision comprenant la lèvre postérieure du col et le vagin. — Drainage abdominal.

La malade qui semblait mourante au moment de l'opération se remonte peu à peu ; le lendemain elle est beaucoup mieux, comme facies, pouls, etc. Mais le lendemain soir l'état s'aggrave de nouveau et elle meurt le 3e jour succombant évidemment à la péritonite grave qu'elle présentait au moment de l'opération.

Tous ces cas sont intéressants : les occasions d'extirpation de fibromes par hémisection sont évidemment exceptionnelles et doivent l'être. Il faut des circonstances tout à fait particulières, analogues à celles que M. Faure a rencontrées pour qu'il y ait une indication quelconque à l'hémisection, parce que les gros fibromes doivent être opérés par des procédés qui les extirpent en un seul morceau, et que les petits sont justiciables de la voie vaginale.

Le cas de l'observation XXIX n'a d'intéressant que la simplicité et la rapidité avec laquelle l'opération a pu être faite. Sans doute, les difficultés étaient réduites à leur minimum, puisque l'utérus était normal. Il n'en est pas moins vrai que cette hystérectomie est une des plus rapides, peut-être même la plus rapide qui ait jamais été faite. Cette rapidité n'a en elle-même aucune importance, elle prouve seulement qu'un procédé qui permet d'enlever un utérus dans ces conditions est un bon procédé.

Remarquons enfin que dans l'observation XXX, l'hémisection a permis de faire avec la plus grande simplicité une hystérectomie subtotale.

Les observations de kystes du ligament large adhérents à l'utérus, sont des plus intéressants. Il est en effet bien facile de comprendre quelle est, dans ces circonstances la supériorité du procédé par hémisection. Dans ce cas il est, en effet de toute nécessité, si l'on ne peut séparer la tumeur de l'utérus et si elle est trop profondément enclavée dans le petit bassin, d'enlever l'utérus avec elle. Mais comme il est extrêmement difficile de passer entre la tumeur et la paroi pelvienne qui lui adhère pour attaquer la tumeur par dehors et venir ensuite sur la partie latérale du vagin pour le sectionner, il vaut bien mieux attaquer la tumeur par dedans.

Si la tumeur est à gauche, et que les annexes droites ne soient pas malades ou le soient fort peu, il est assez facile de pratiquer le procédé américain, bien que l'hémisection soit plus simple encore. Mais si le kyste est à droite, le procédé américain, beaucoup plus difficile à exécuter en commençant par la gauche puisque le chirurgien est alors obligé de se mettre à la droite de la maladie ce qui gène les mouvements de sa main droite, devient insuffisant ou tout au moins très inférieur au procédé de M. Faure qui permet, lui, après une hémisection rapide d'aller immédiatement attaquer la tumeur par son côté vulnérable, c'est-à-dire par son côté interne au niveau de la base du ligament large.

Nous ne saurions trop insister sur ce point, encore peu connu.

Quant aux résultats de cette petite statistique de quatre cas, ils ont été peu brillants. Mais des trois morts sur quatre qui la grèvent, deux sont imputables exclusivement à la péritonite diffuse dont agonisaient déjà les malades au moment de l'intervention. Quant à la troisième elle est due à la gravité évidente de l'opération longue et compliquée qu'elle a subie et dans laquelle l'hystérectomie ne compte pour ainsi dire pour rien.

Bien au contraire dans ces trois cas, l'hémisection s'est montrée, comme toujours, d'une admirable simplicité et nous sommes profondément convaincu que les malades qui ont succombé dans ces conditions auraient également succombé quels que soient les procédés employés pour mener à bien leur opération.

CONCLUSIONS

Le procédé d'hystérectomie que nous venons d'étudier s'adresse surtout aux utérus de dimensions normales ou de volume relativement faible.

C'est dire qu'il convient avant tout aux *annexites doubles*. Il permet d'arriver sûrement dans le vagin, au milieu du vagin, toujours entre les deux uretères. Il permet, après section de l'insertion vaginale du col, de libérer les annexes en les abordant par la base des ligaments larges et en les déroulant de bas en haut. Cette dernière manœuvre a la plus grande importance, et permet d'isoler très facilement des poches qui seraient presque impossibles à décortiquer en les abordant par en haut.

L'hémisection de l'utérus permet de faire, au gré de l'opérateur, soit une hystérectomie totale, soit une hystérectomie supravaginale.

Si beaucoup de procédés sont bons dans les opérations peu compliquées, celui-ci nous paraît le plus simple, le plus facile et par conséquent le meilleur. Dans les cas difficiles, il est de beaucoup supérieur à tous les autres.

Appliqué dans des cas encore peu nombreux de cancers utérins, il a donné des résultats qu'on peut considérer comme excellents eu égard à la gravité ordinaire de ces opérations. Enfin dans certains cas, et en particulier dans les tumeurs des ligaments larges adhérentes à l'utérus, il facilite beaucoup l'opération.

INDEX BIBLIOGRAPHIQUE

FAURE (J.-L.). — *Presse médicale*, 1897.

    —   *Revue générale de clin. et de thérap. (Journal des Praticiens)*, 1900.

    —   *Congrès de Chirurgie*, 1897 et 1899.

RICARD. — Congrès de chirurgie de 1899.

QUÉNU.   *Id.*

VILLAR.   *Id.*

CHAPEYRON. — *Thèse*, Bordeaux, 1899.

TABLE DES MATIÈRES

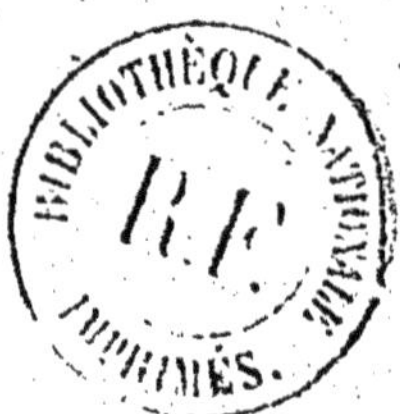

CHARTRES. — IMPRIMERIE DURAND, RUE FULBERT